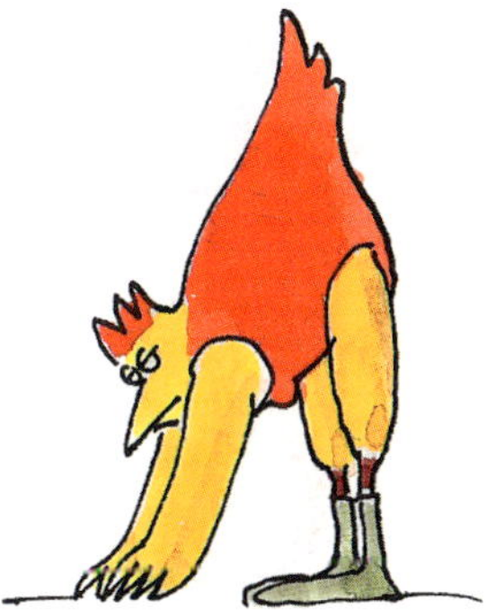

Das Matterhorn

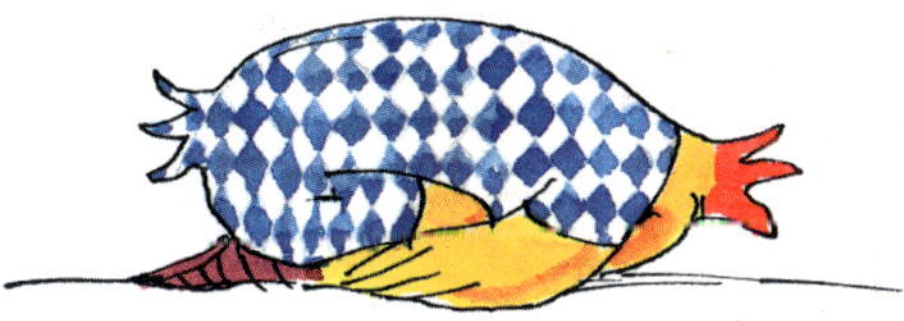

Die Weißwurst

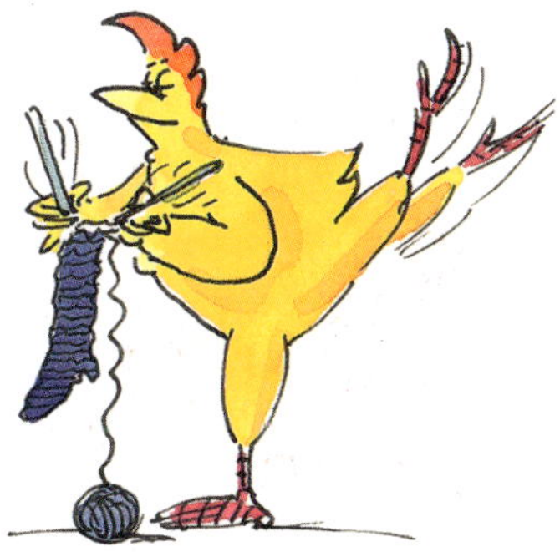

YOGA & STRICKEN

Peter Gaymann

Yoga-Hühner

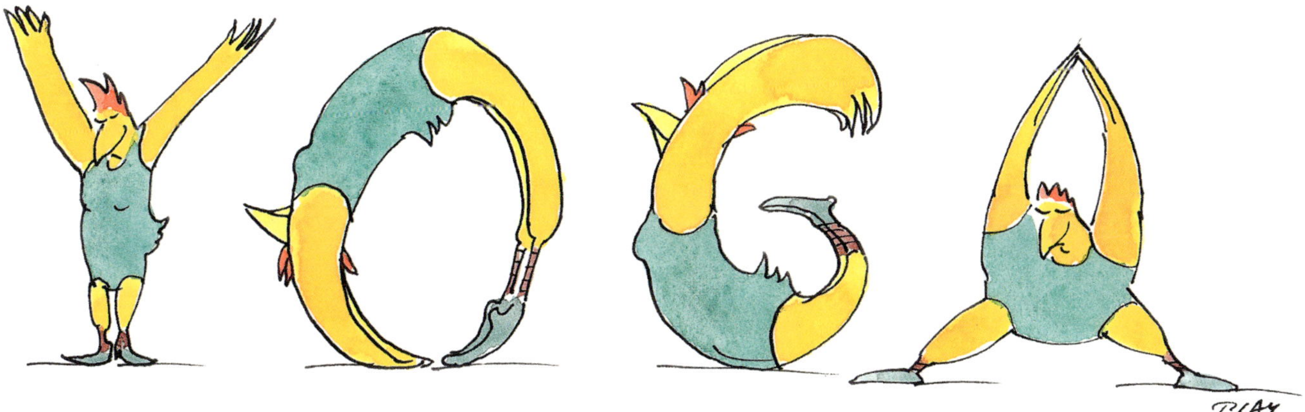

mosaik

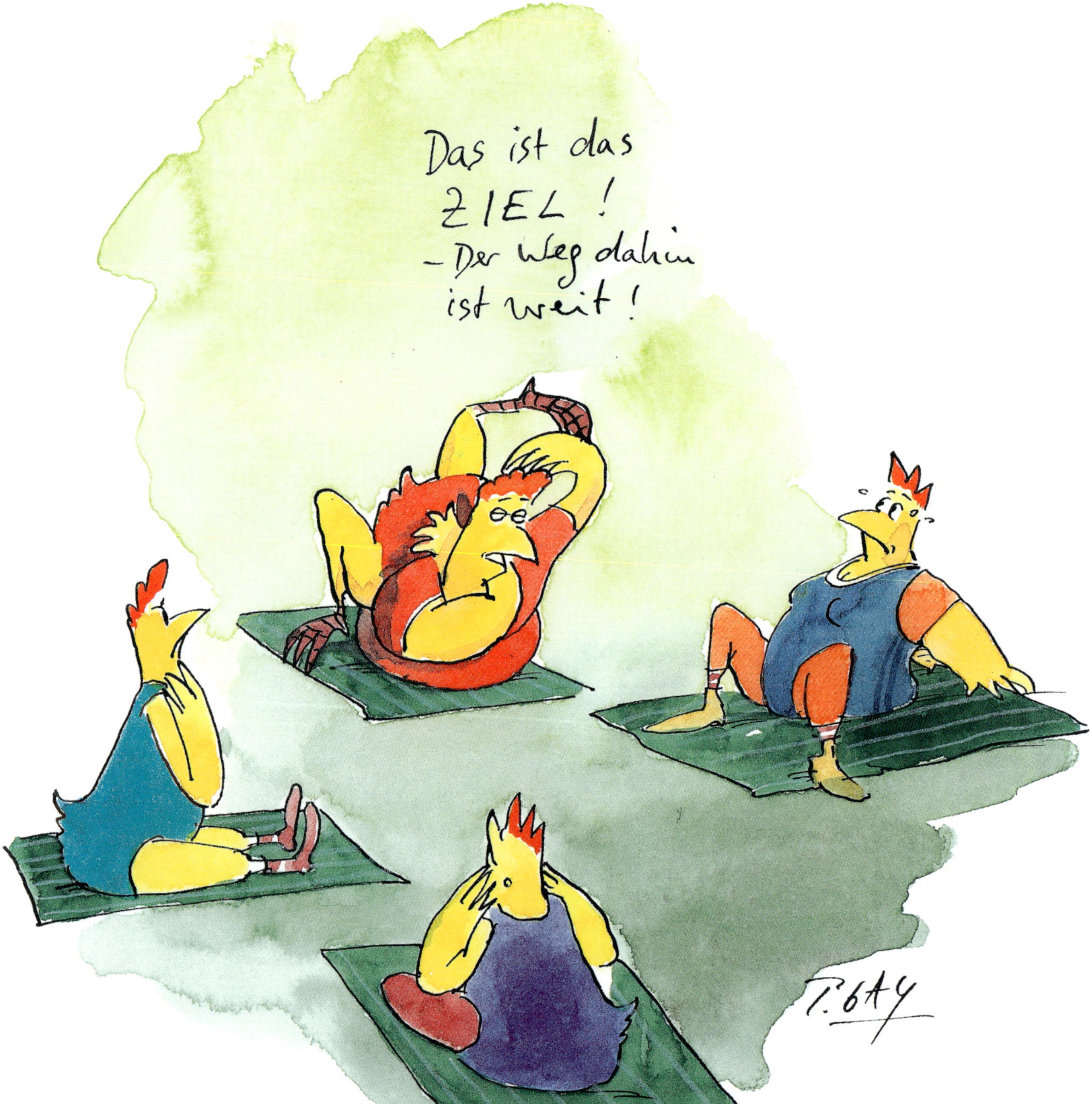
Das ist das
ZIEL !
– Der Weg dahin
ist weit !
P. GAY

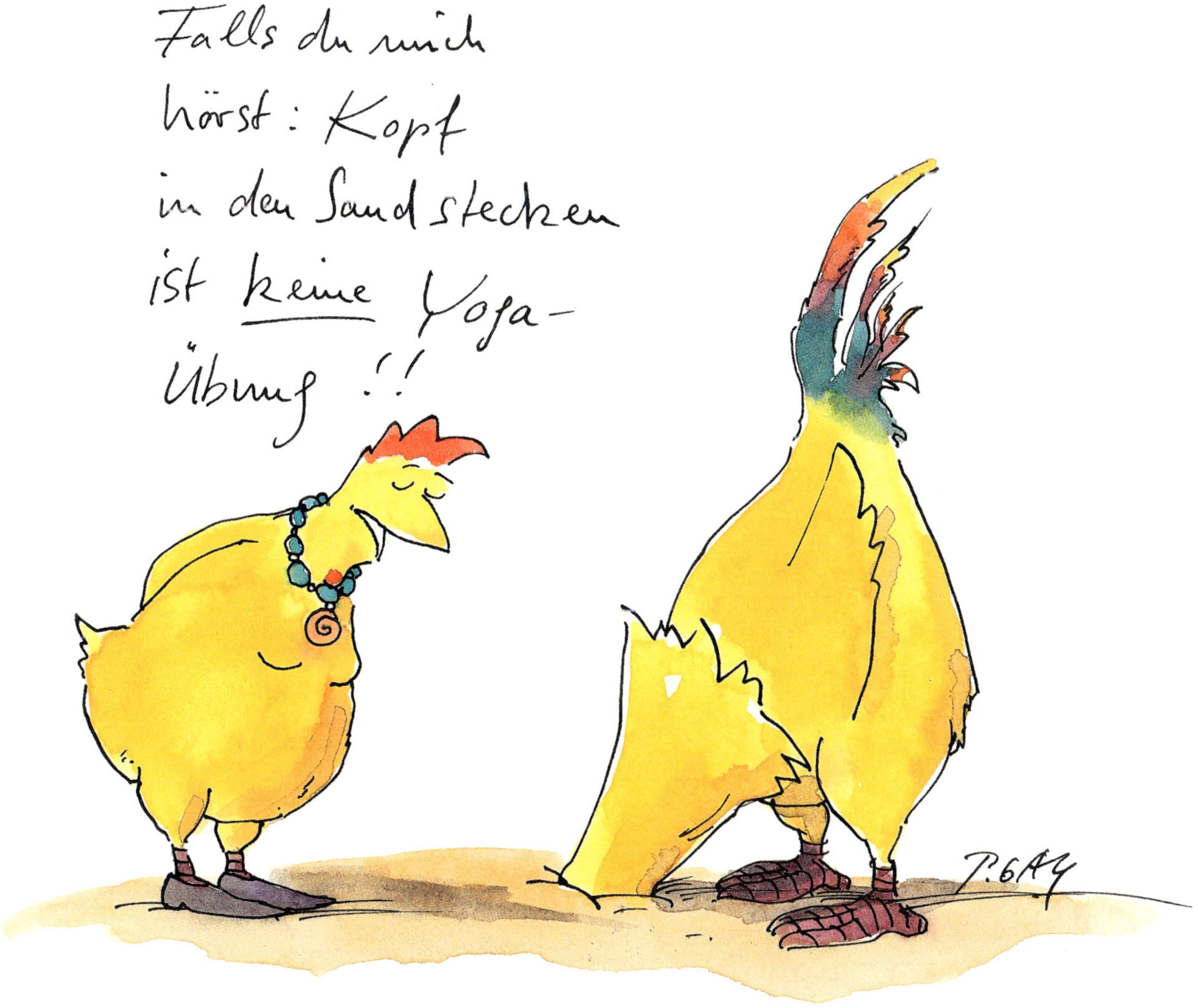
Falls du mich hörst: Kopf in den Sand stecken ist keine Yoga-Übung!!
P. GAY

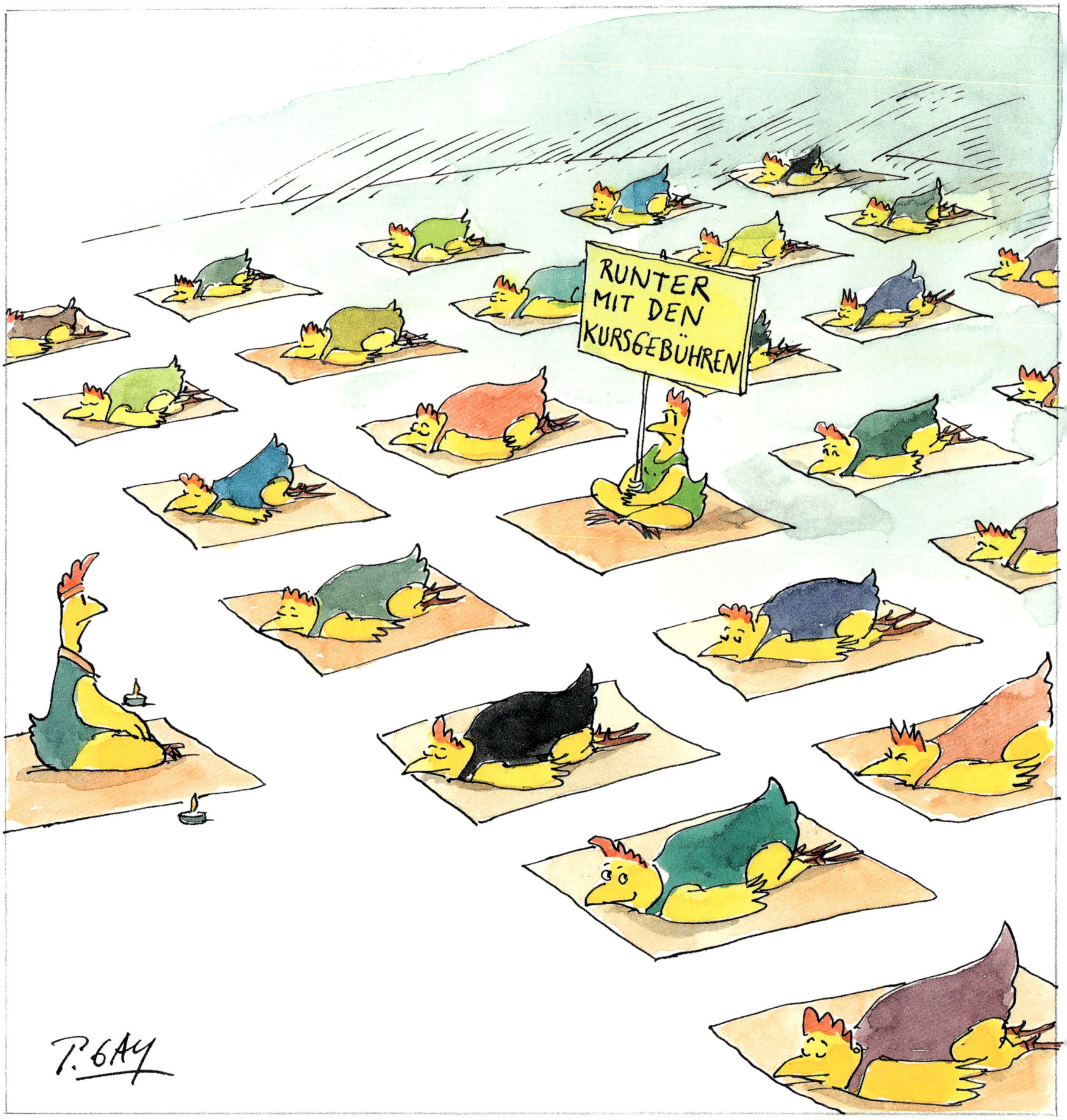
RUNTER
MIT DEN
KURSGEBÜHREN
P. GAY

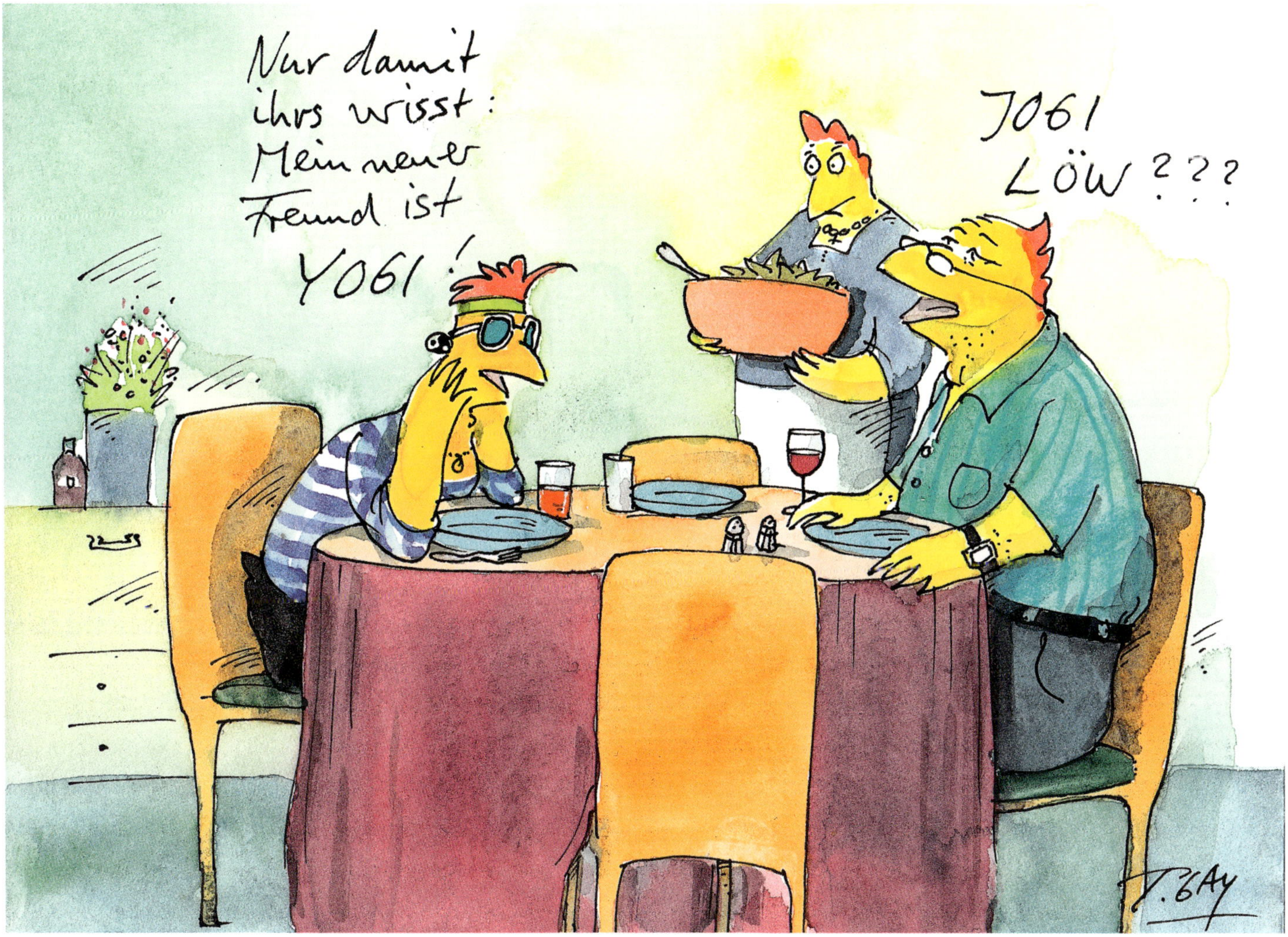
Nur damit ihrs wisst: Mein neuer Freund ist YOGI!
JOGI LÖW???
P. GAY

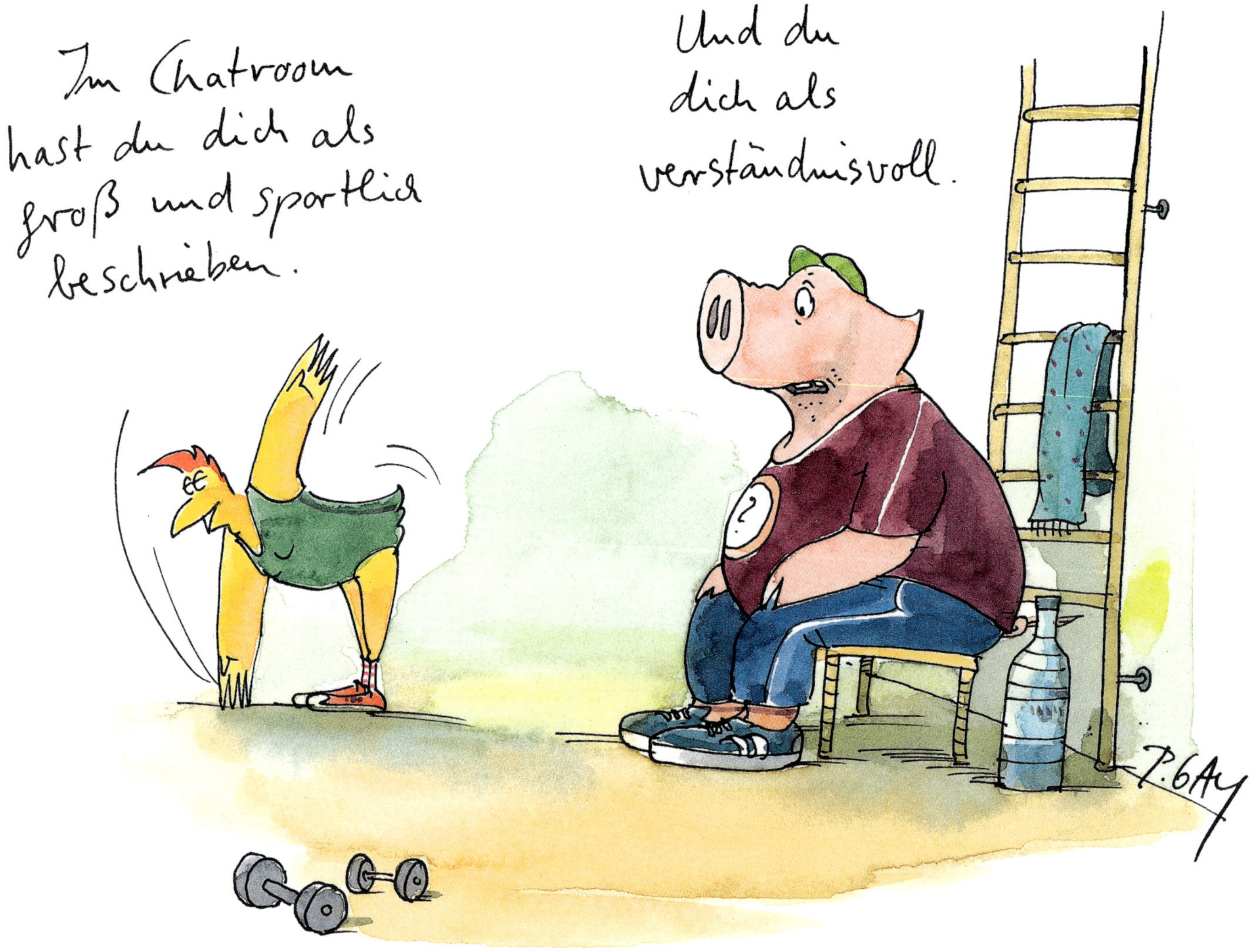
Im Chatroom hast du dich als groß und sportlich beschrieben.
Und du dich als verständnisvoll.
P. GAY

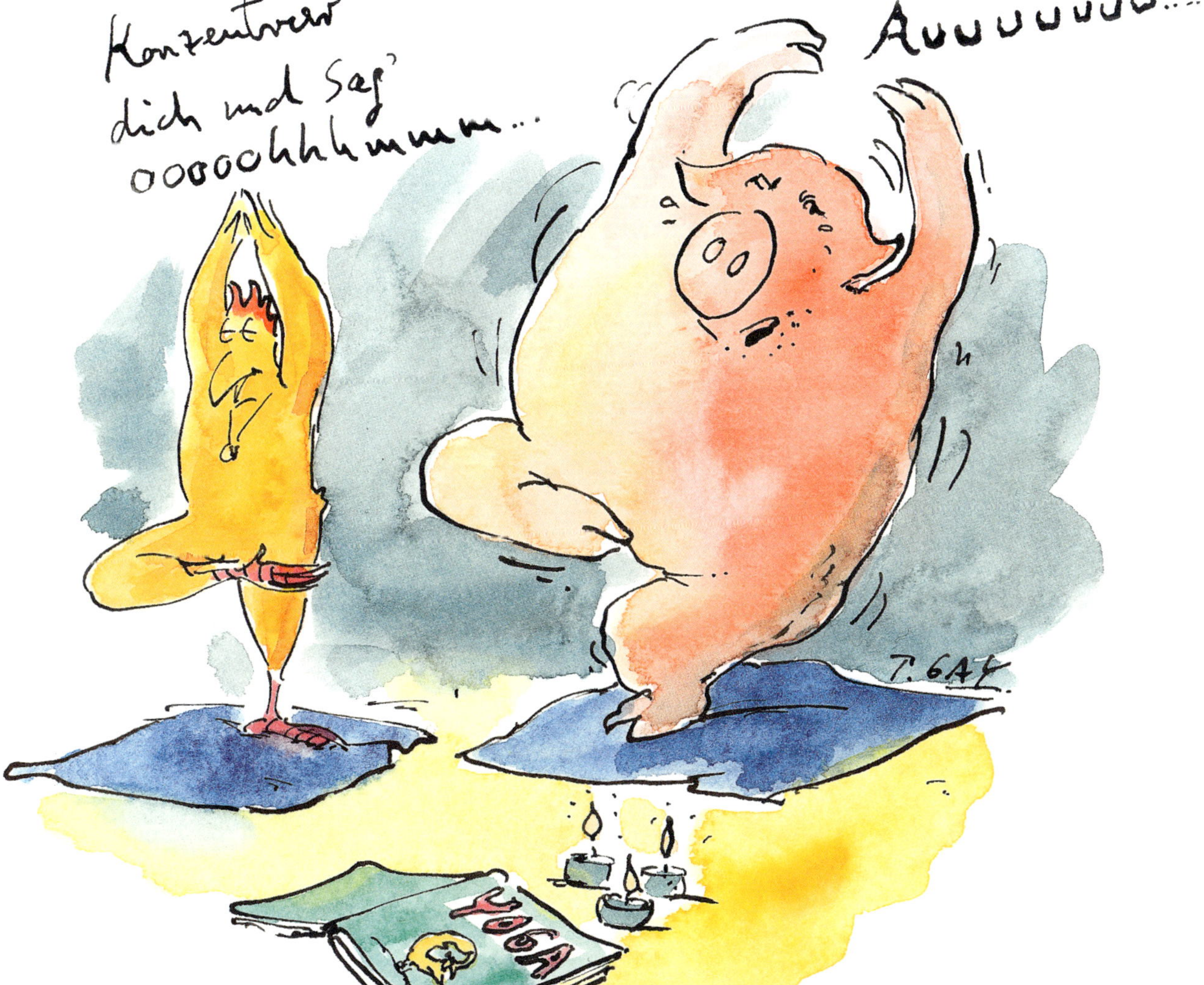
Konzentrier' dich und sag' ooooohhhmmm...
Auuuuuuu....
T. GAY
YOGA

Kannst du auch mal irgendwas tun, ohne dich vorher und nachher zu dehnen?!

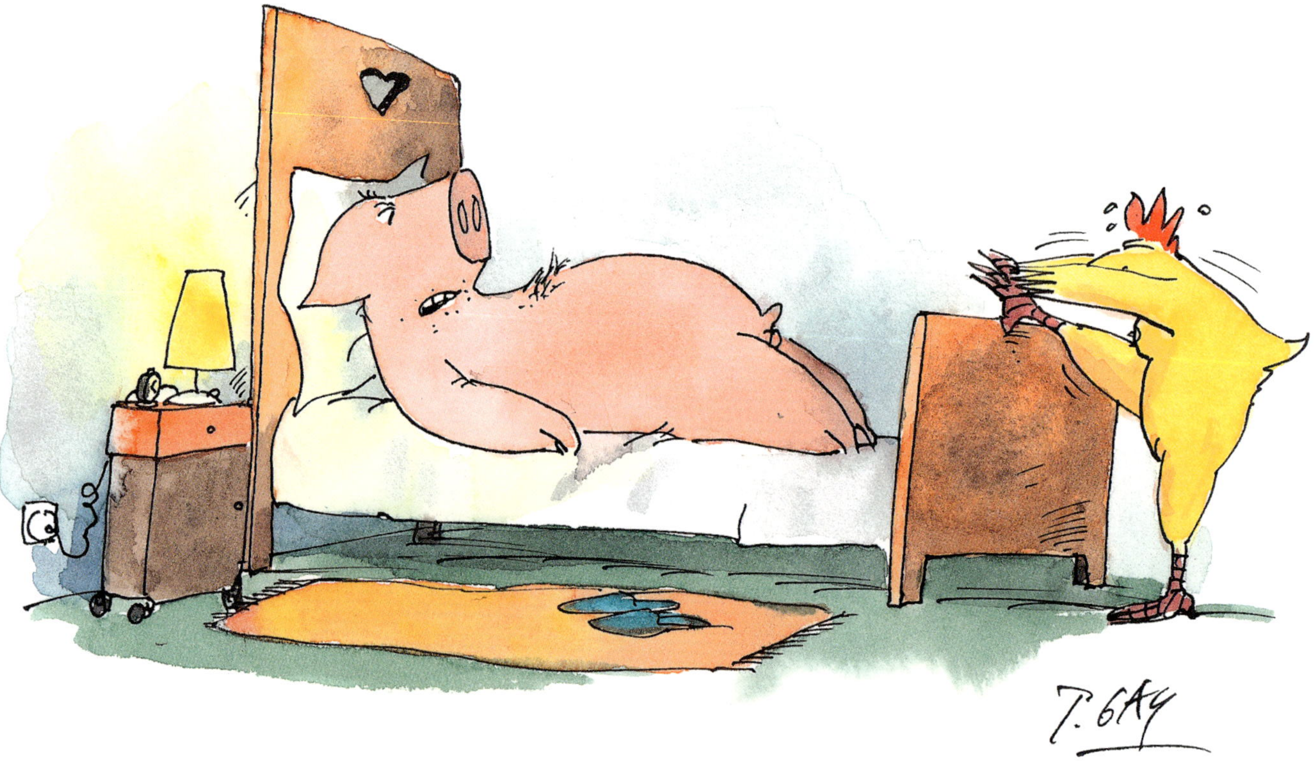

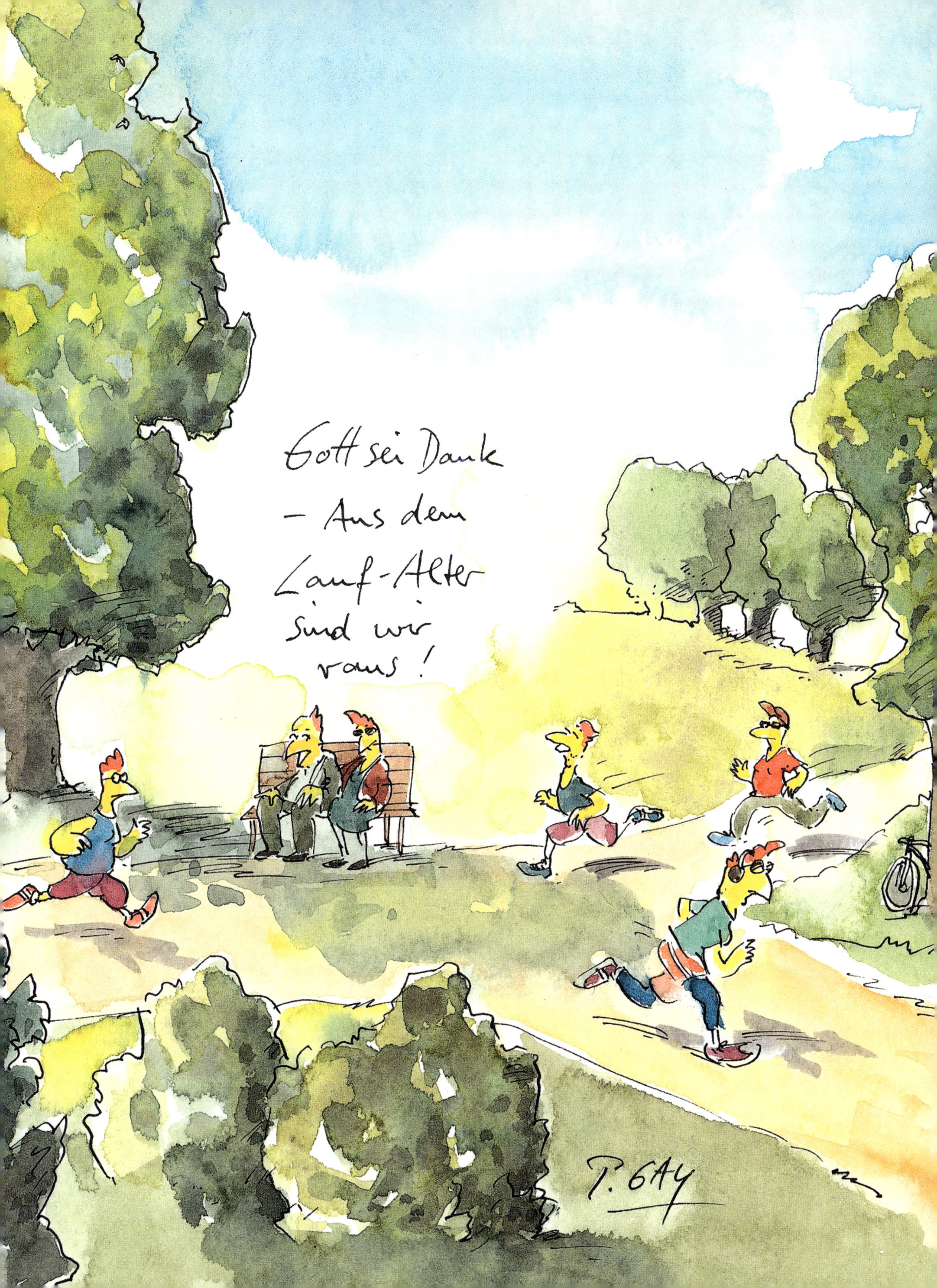
Gott sei Dank
– Aus dem
Lauf-Alter
sind wir
raus!
P. GAY

Multitasking-Yoga

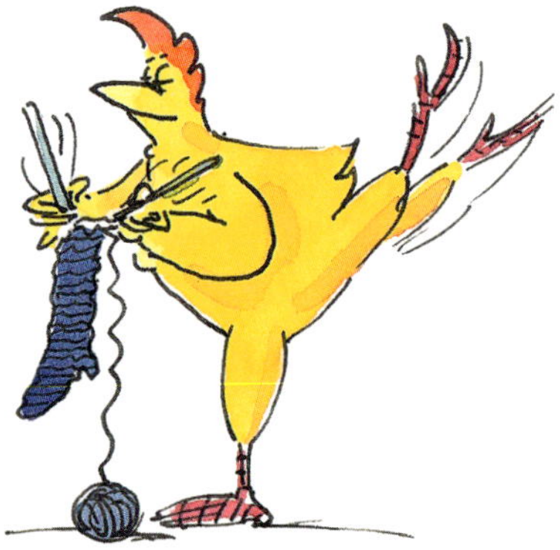

YOGA & STRICKEN

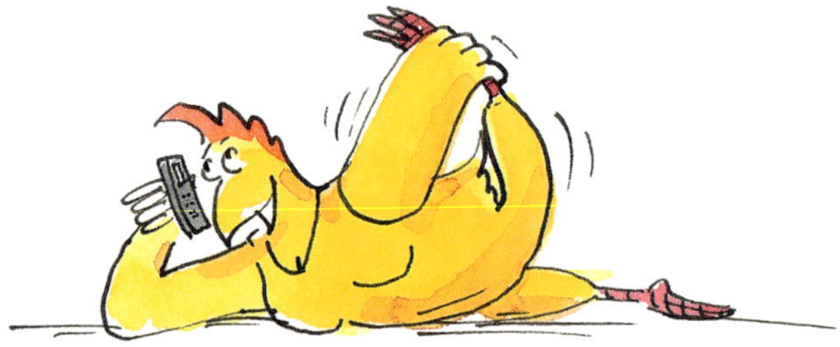

YOGA & TELEFONIEREN

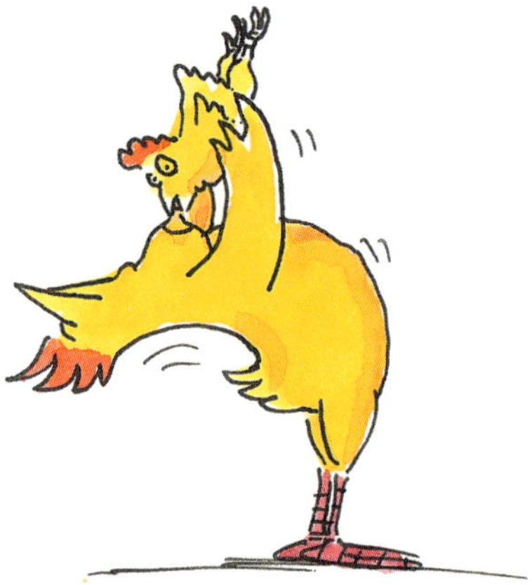

YOGA & STILLEN

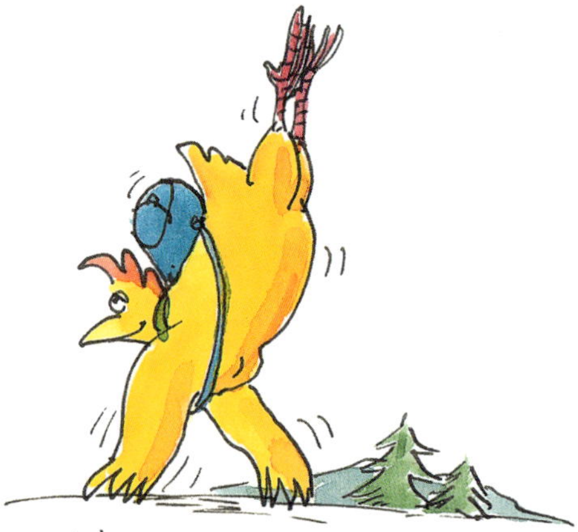

YOGA & WANDERN

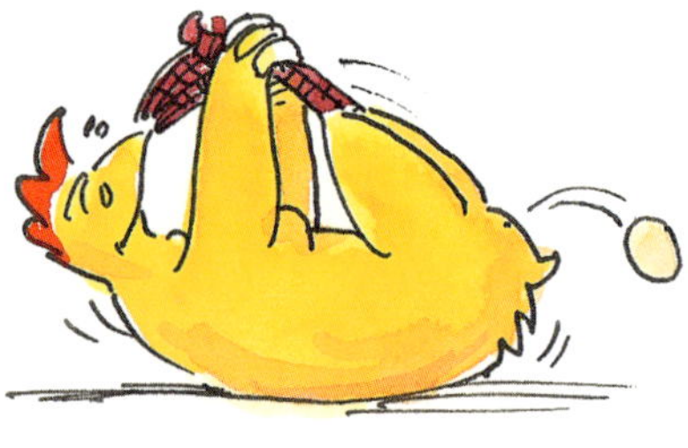

YOGA & ARBEITEN

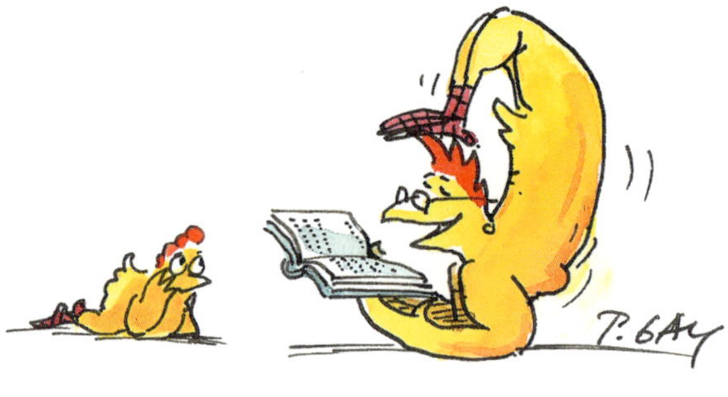

YOGA & VORLESEN

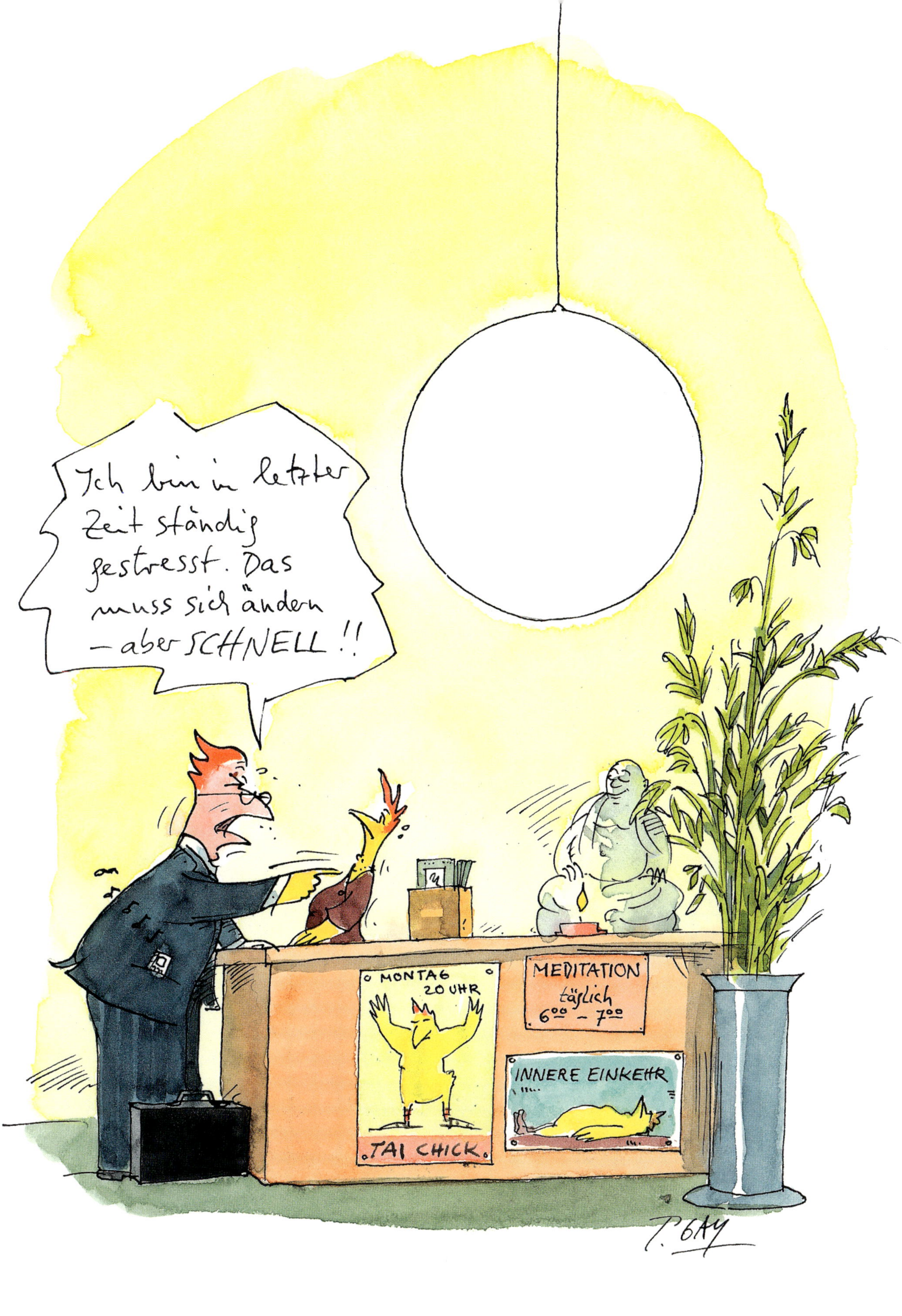
Ich bin in letzter Zeit ständig gestresst. Das muss sich ändern – aber SCHNELL!!
MONTAG 20 UHR
TAI CHICK
MEDITATION täglich 6⁰⁰ – 7⁰⁰
INNERE EINKEHR
P. GAY

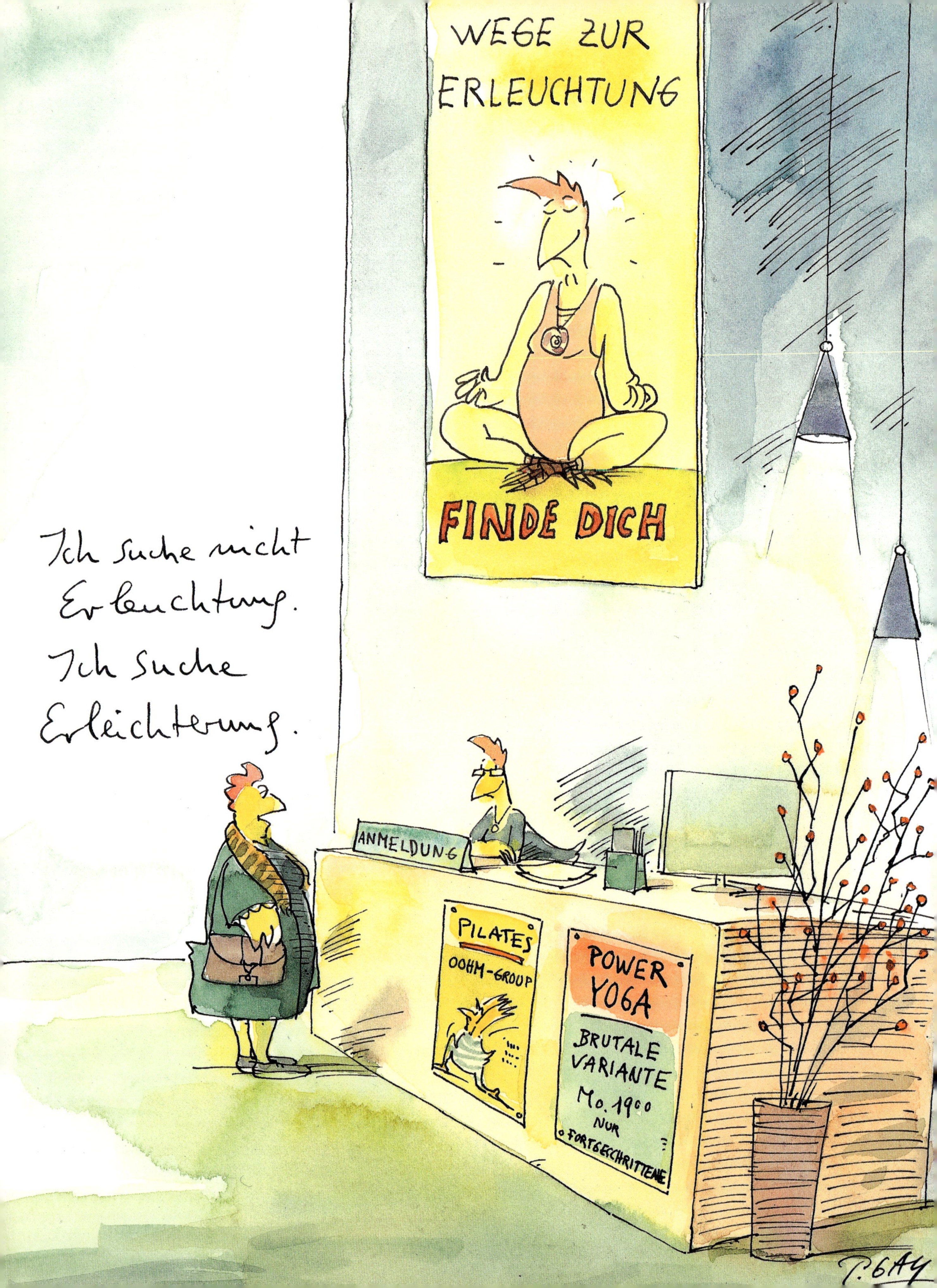
WEGE ZUR ERLEUCHTUNG
FINDE DICH
Ich suche nicht Erleuchtung. Ich suche Erleichterung.
ANMELDUNG
PILATES
OOHM-GROUP
POWER YOGA
BRUTALE VARIANTE Mo. 19⁰⁰ NUR FORTGESCHRITTENE
P. GAY

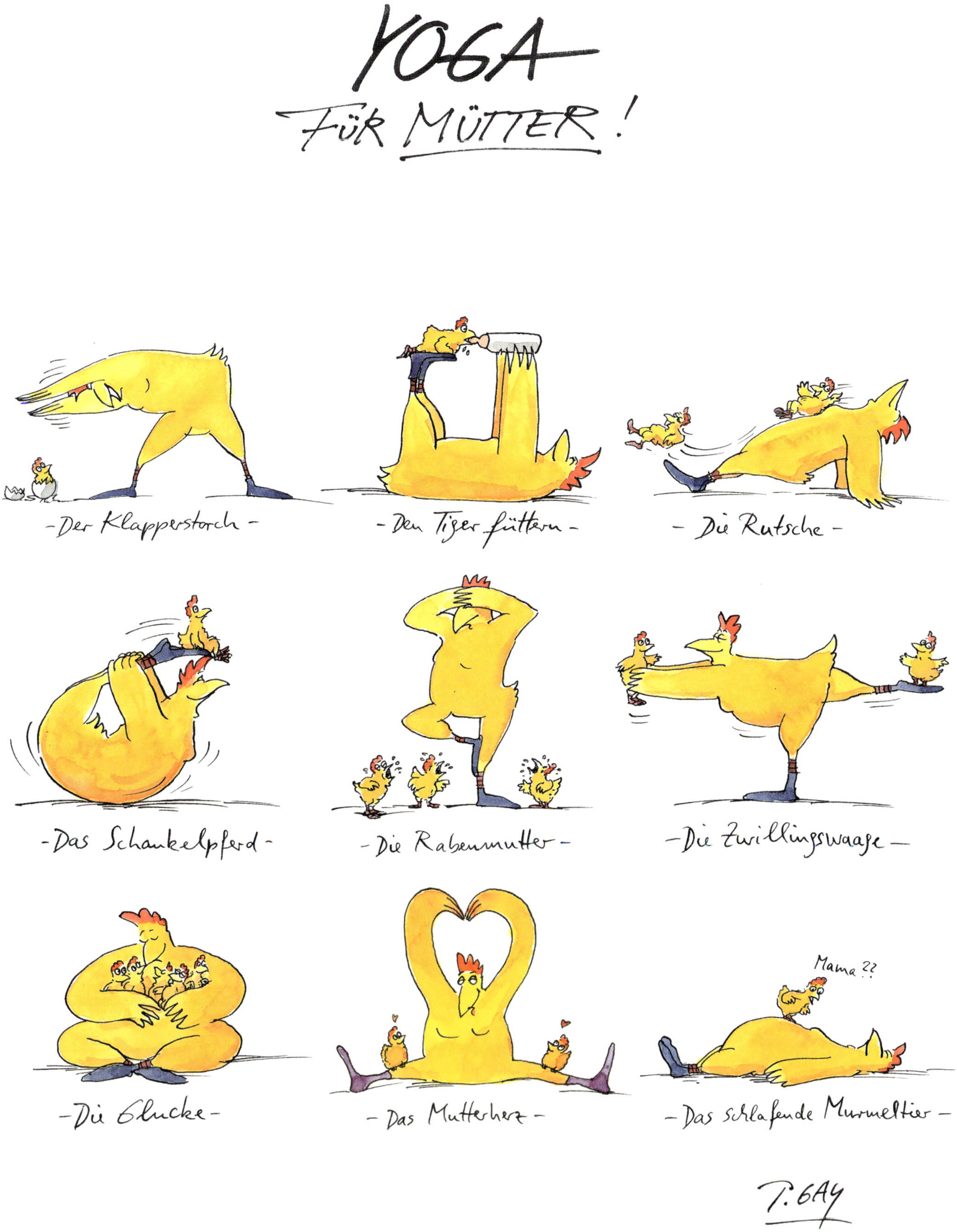
YOGA
FÜR MÜTTER!
-Der Klapperstorch-
-Den Tiger füttern-
-Die Rutsche-
-Das Schaukelpferd-
-Die Rabenmutter-
-Die Zwillingswaage-
-Die Glucke-
-Das Mutterherz-
Mama??
-Das schlafende Murmeltier-
P. GAY

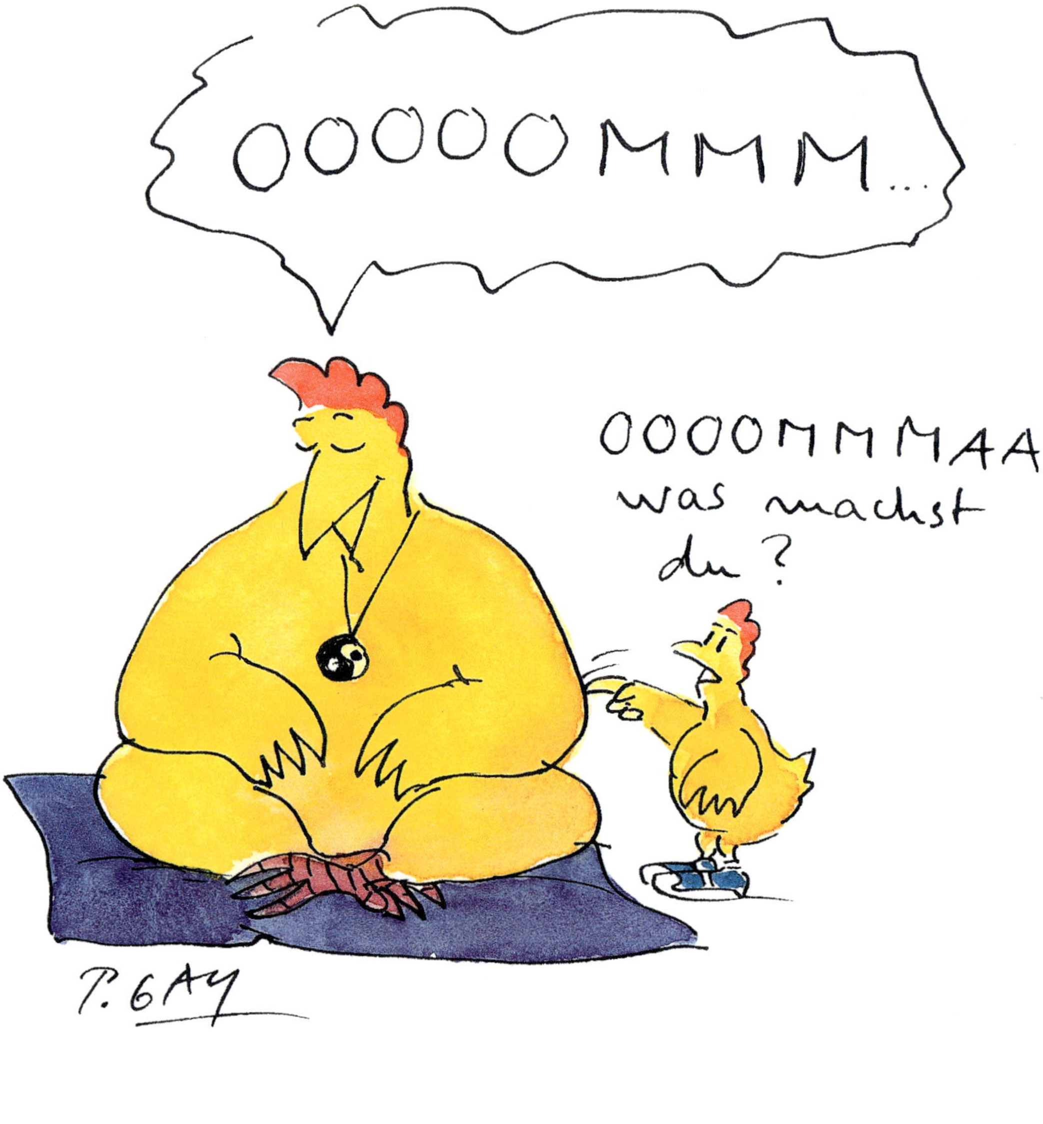
OOOOOMMM...
OOOOMMMAA was machst du?
P. GAY

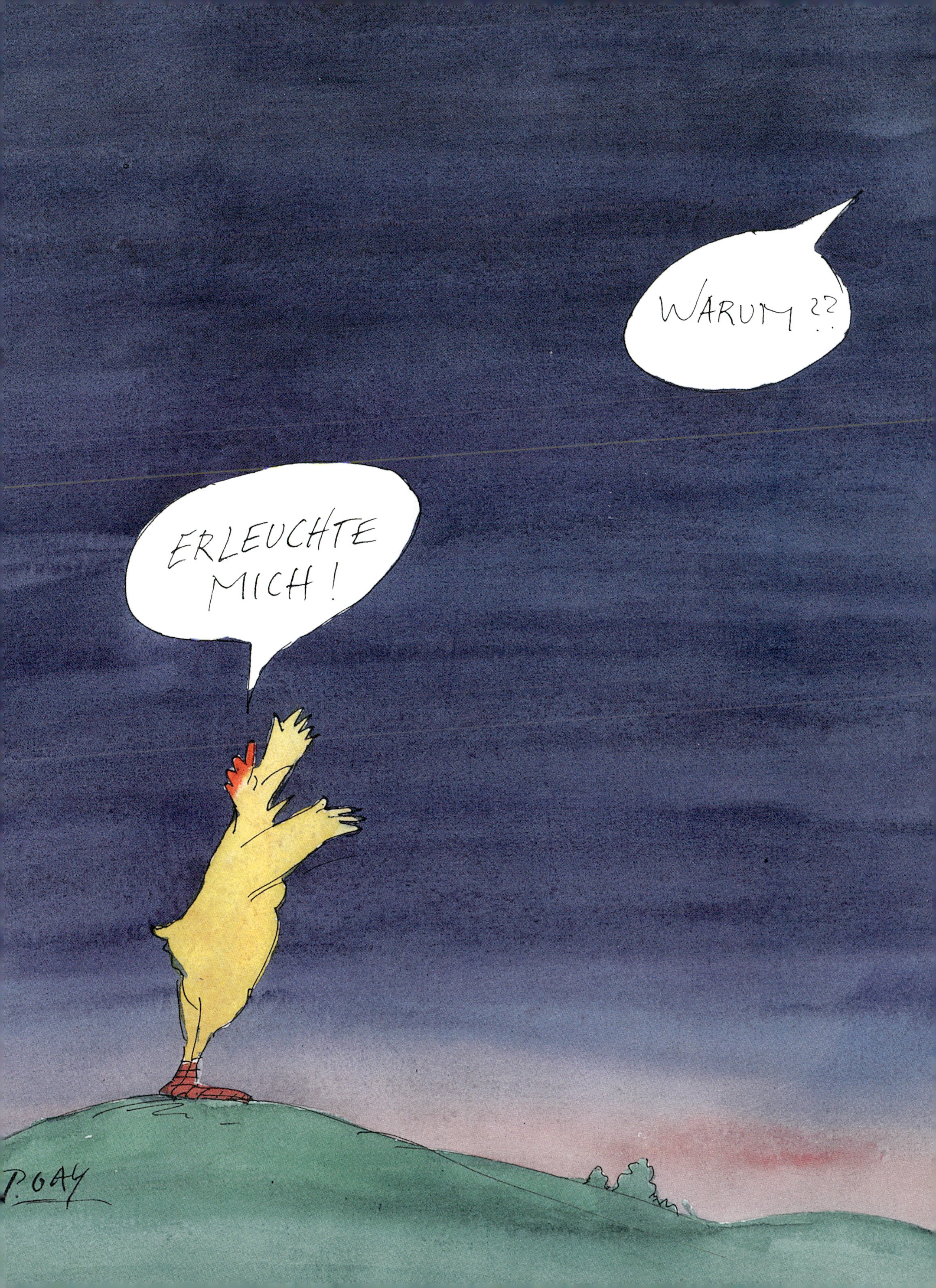
WARUM ??
ERLEUCHTE MICH !
P. GAY

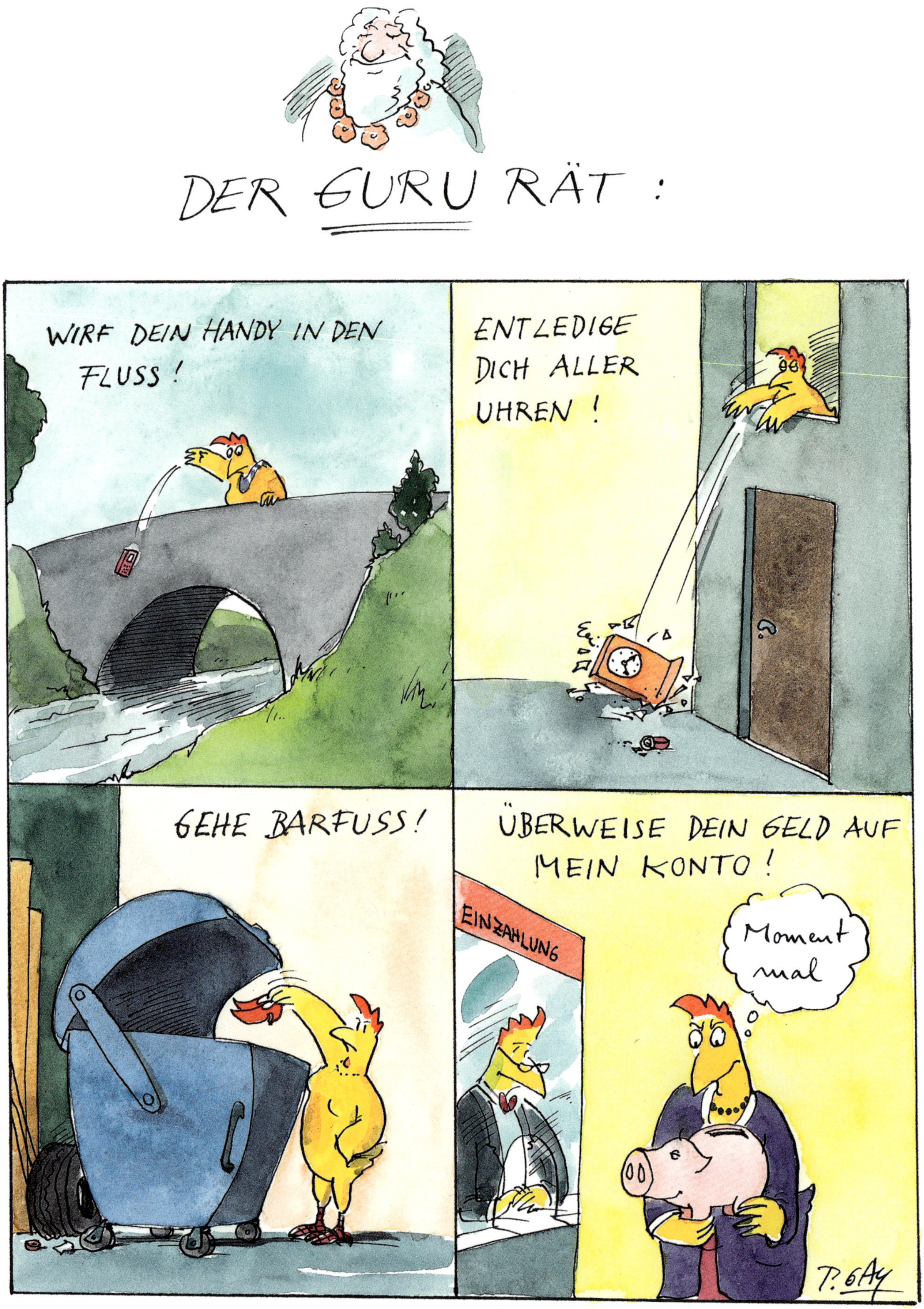
DER GURU RÄT:
WIRF DEIN HANDY IN DEN FLUSS!
ENTLEDIGE DICH ALLER UHREN!
GEHE BARFUSS!
ÜBERWEISE DEIN GELD AUF MEIN KONTO!
EINZAHLUNG
Moment mal
T. GAY

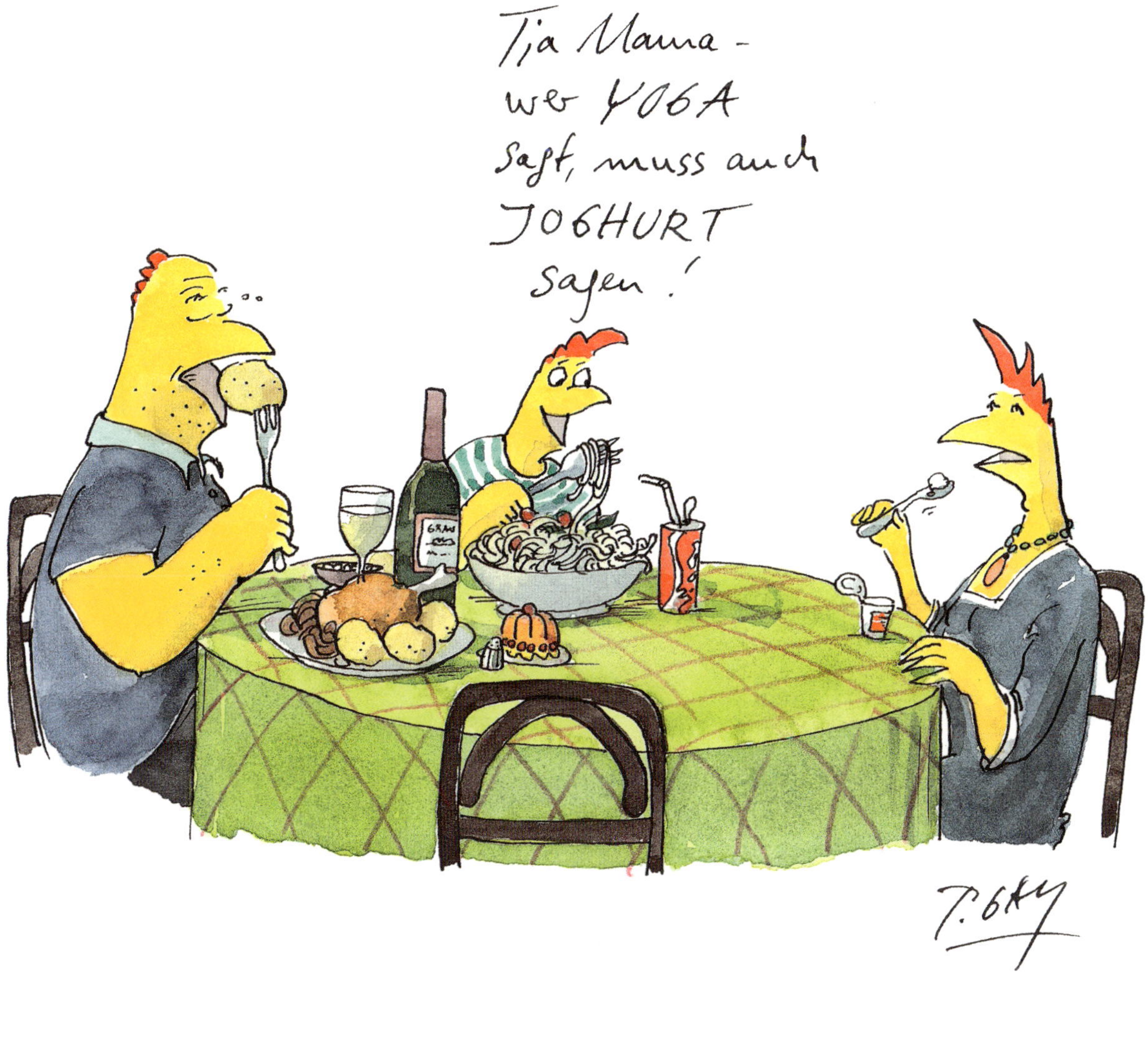
Tja Mama – wer YOGA sagt, muss auch JOGHURT sagen!

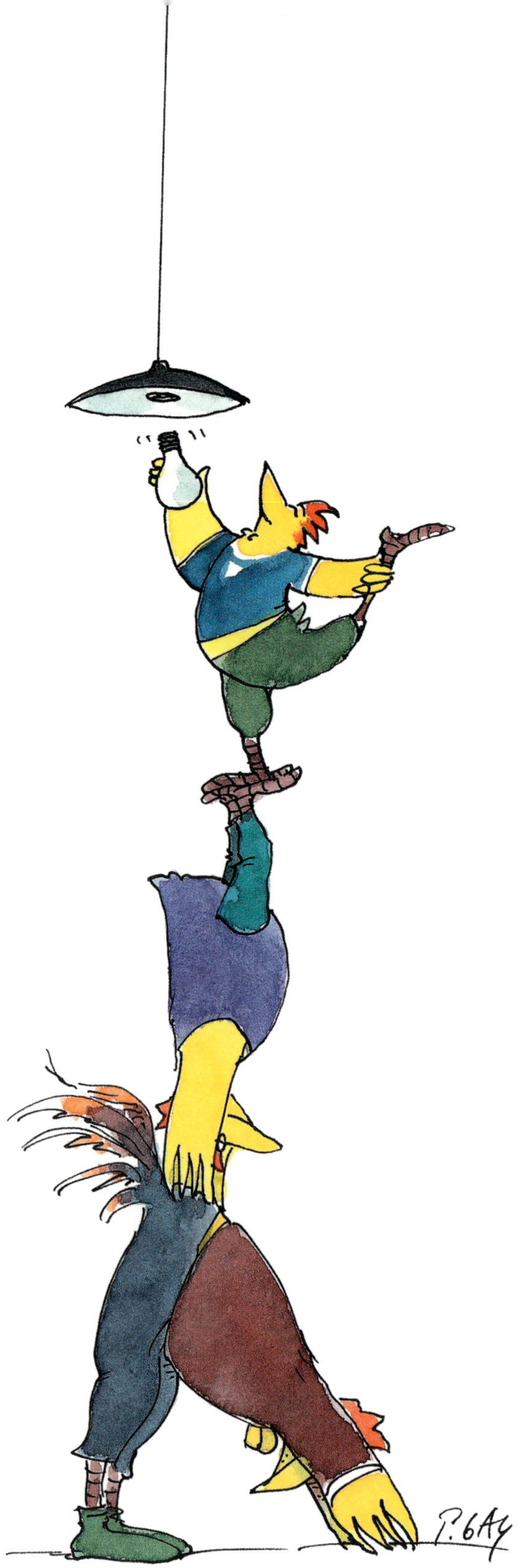

WICHTIG:
Yoga in den Alltag integrieren!

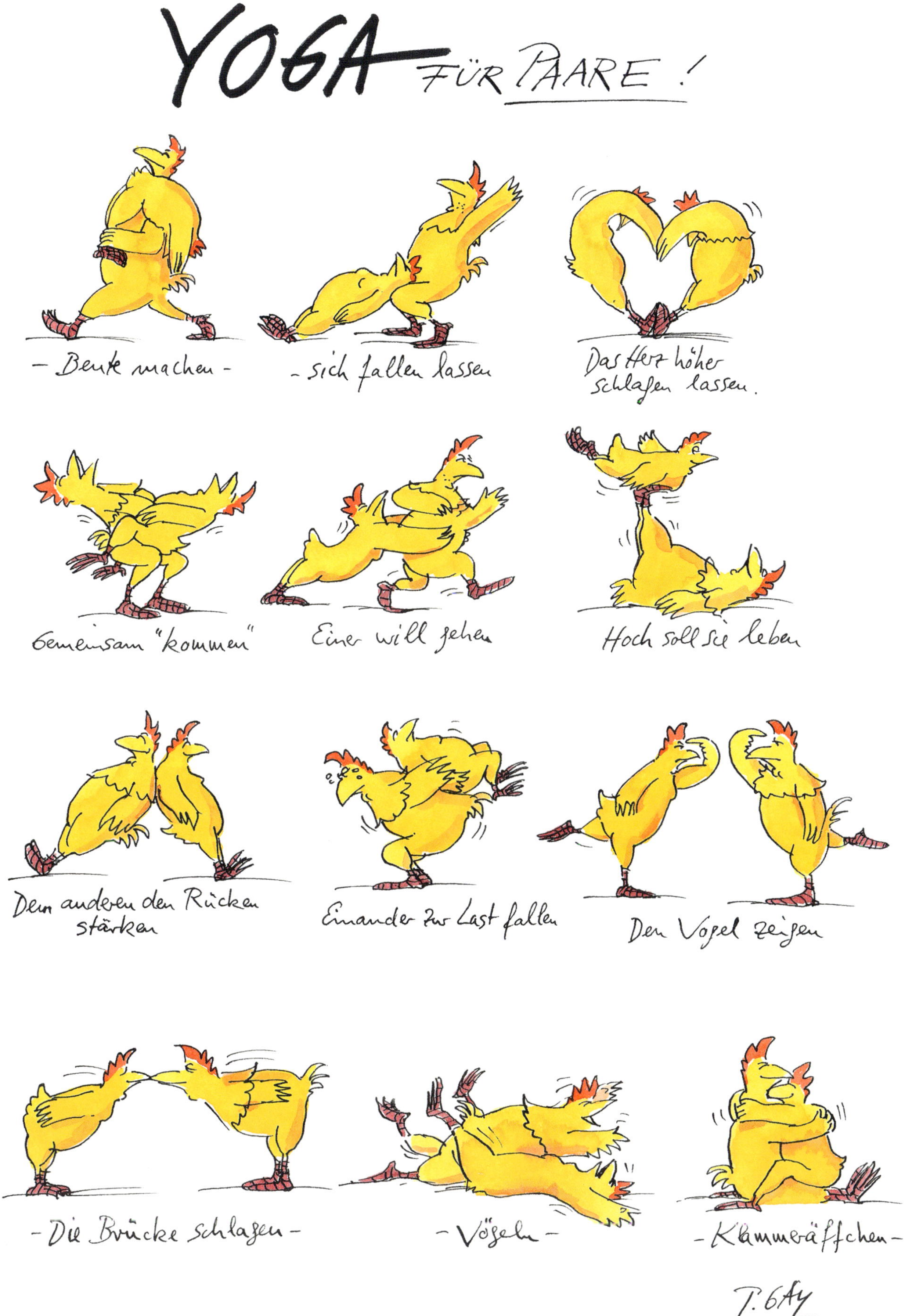
YOGA für PAARE!
- Beute machen -
- sich fallen lassen
Das Herz höher schlagen lassen.
Gemeinsam "kommen"
Einer will gehen
Hoch soll sie leben
Dem anderen den Rücken stärken
Einander zur Last fallen
Den Vogel zeigen
- Die Brücke schlagen -
- Vögeln -
- Klammeräffchen -
P. Gay

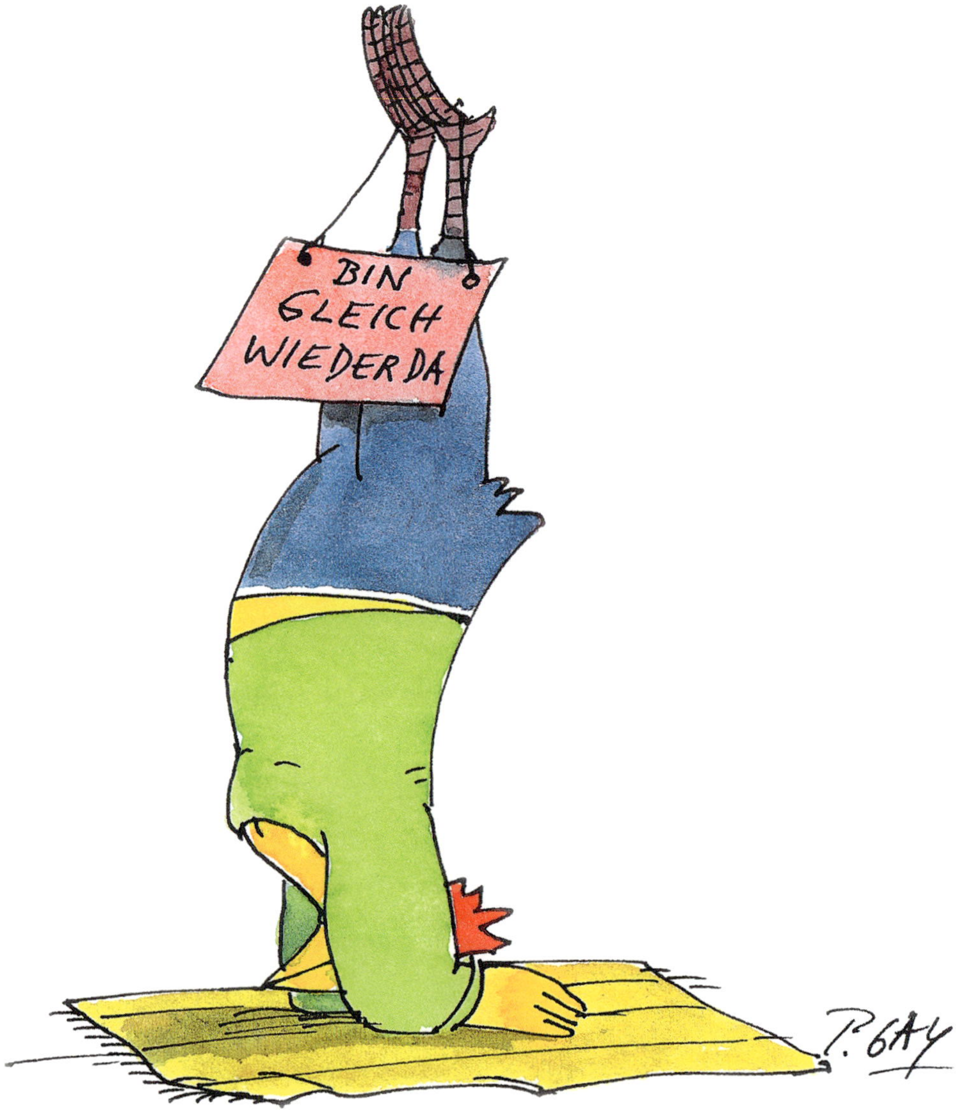
BIN
GLEICH
WIEDER DA
P. GAY

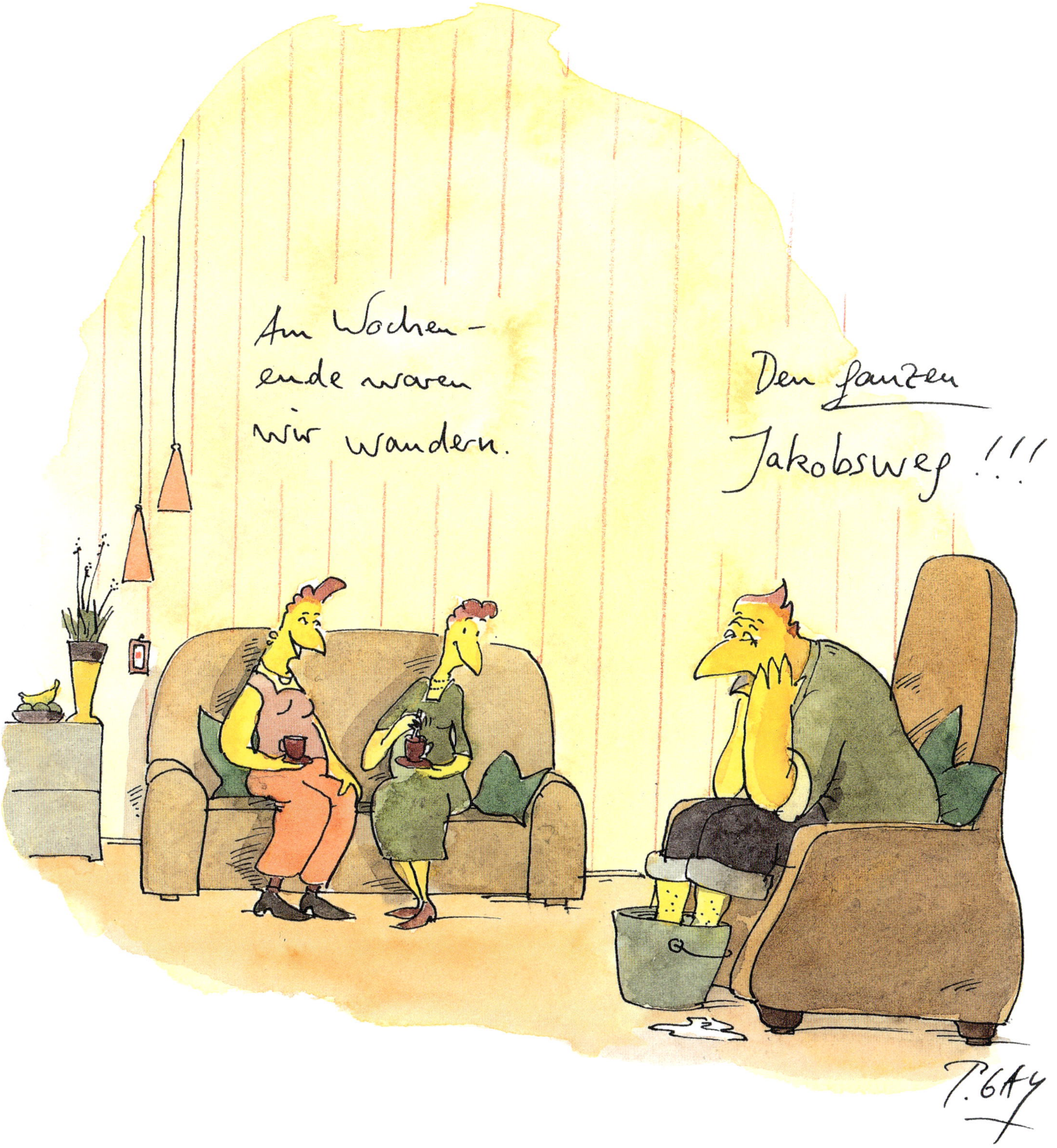
Am Wochenende waren wir wandern.
Den ganzen Jakobsweg!!!
P. GAY

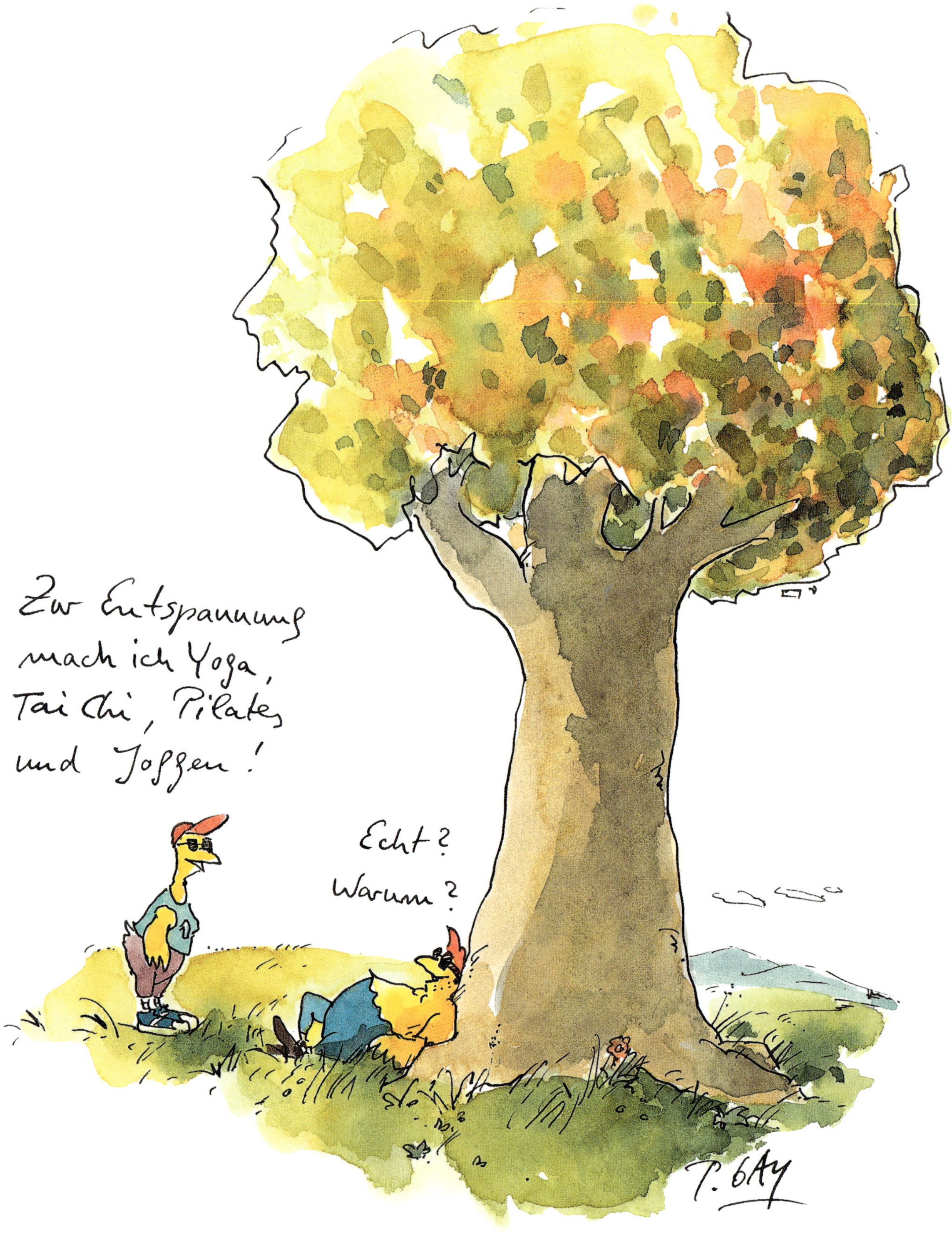
Zur Entspannung mach ich Yoga, Tai Chi, Pilates und Joggen!
Echt? Warum?
T. GAY

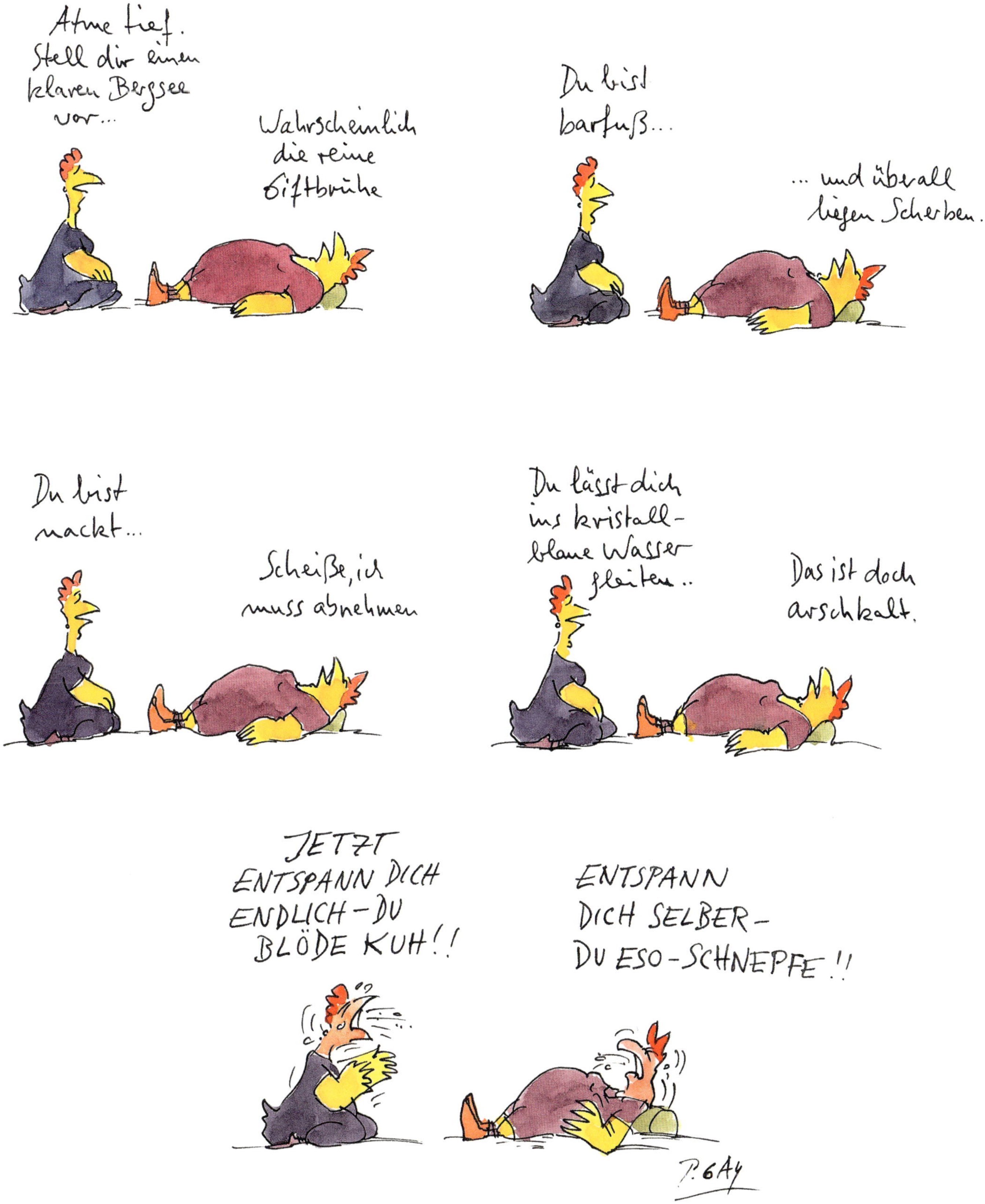
Atme tief. Stell dir einen klaren Bergsee vor…
Wahrscheinlich die reine Giftbrühe
Du bist barfuß…
… und überall liegen Scherben.
Du bist nackt…
Scheiße, ich muss abnehmen
Du lässt dich ins kristallblaue Wasser gleiten…
Das ist doch arschkalt.
JETZT ENTSPANN DICH ENDLICH – DU BLÖDE KUH!!
ENTSPANN DICH SELBER – DU ESO-SCHNEPFE!!
P. GAY

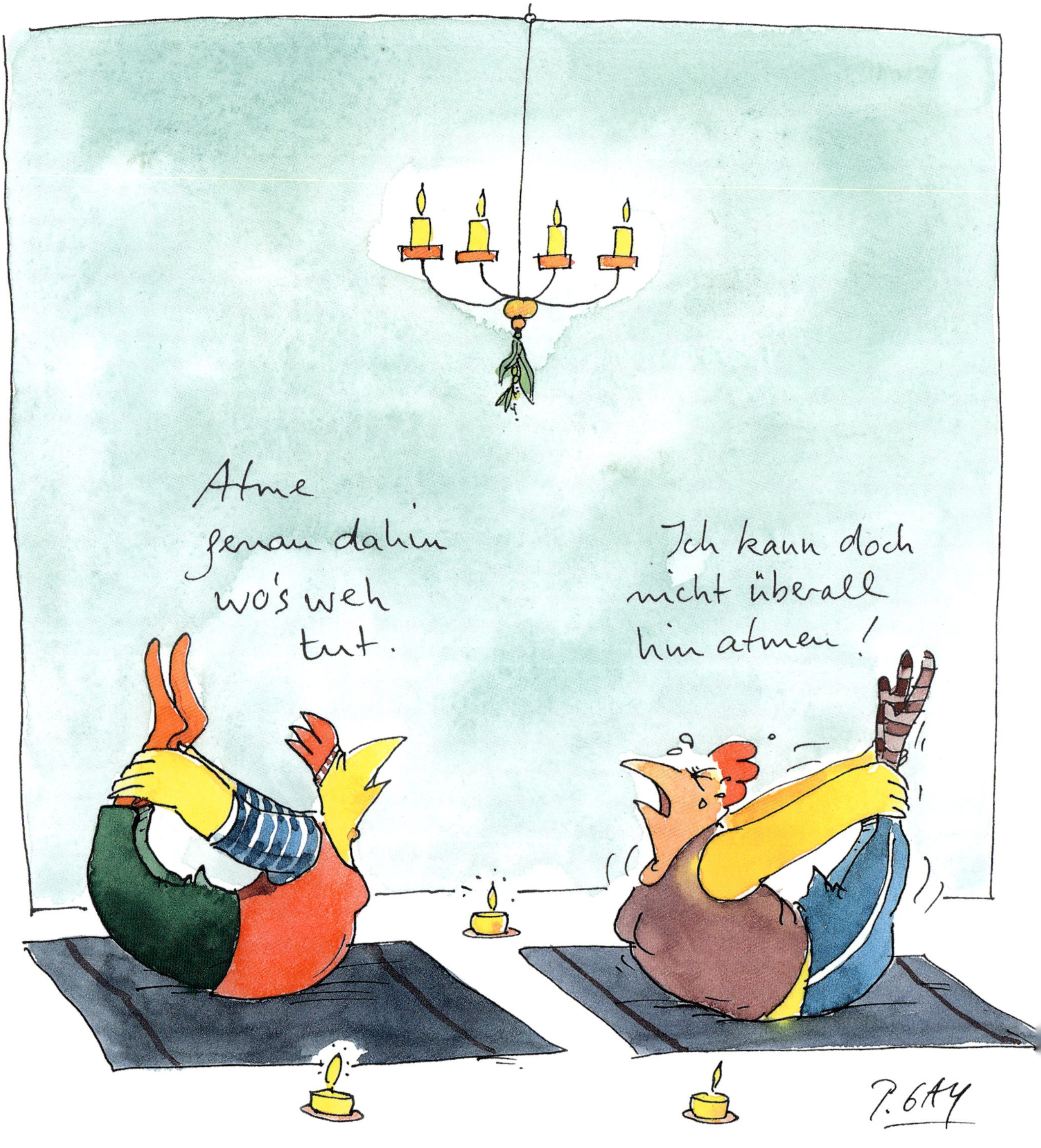
Atme genau dahin wo's weh tut.
Ich kann doch nicht überall hin atmen!
P. GAY

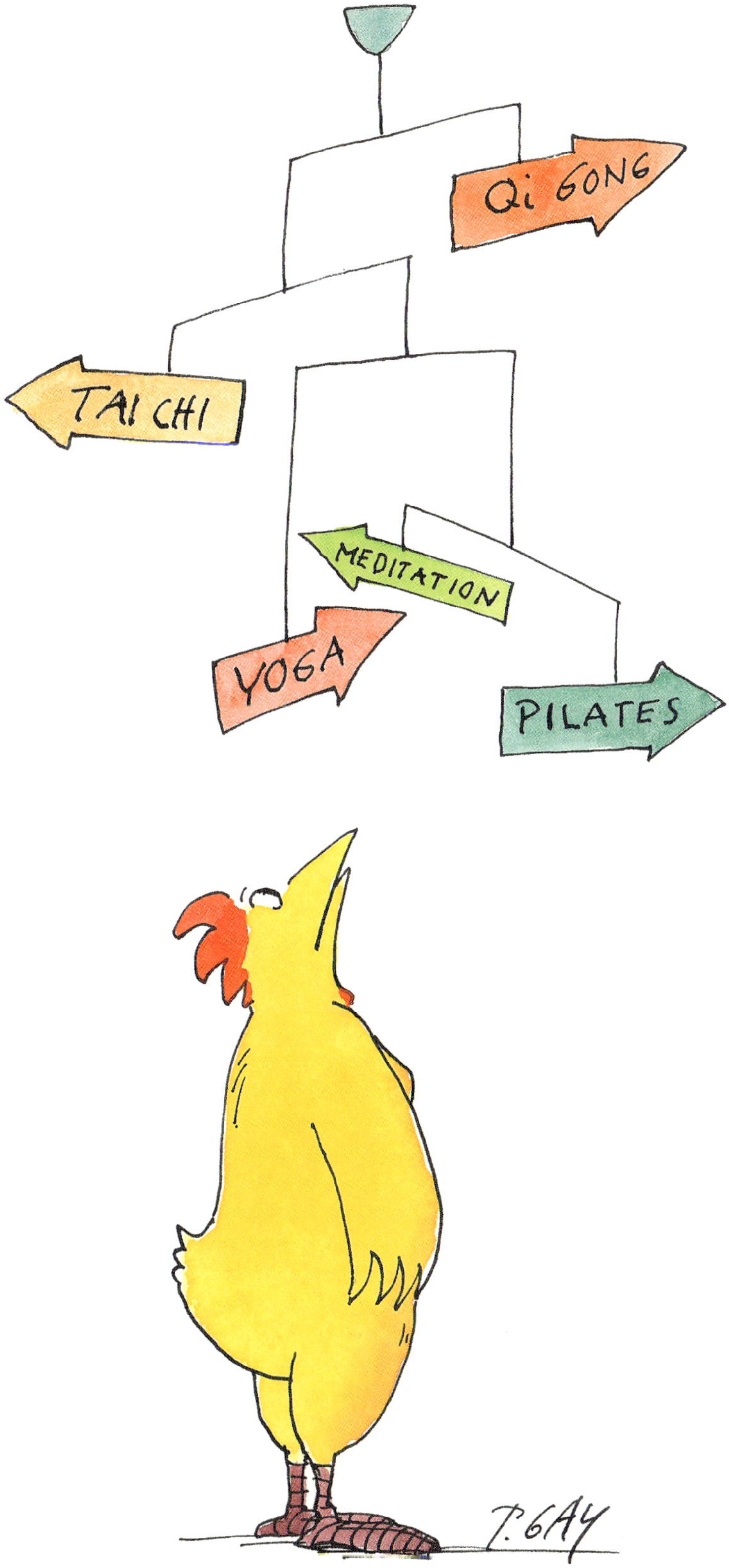
Qi GONG
TAI CHI
MEDITATION
YOGA
PILATES
T. GAY

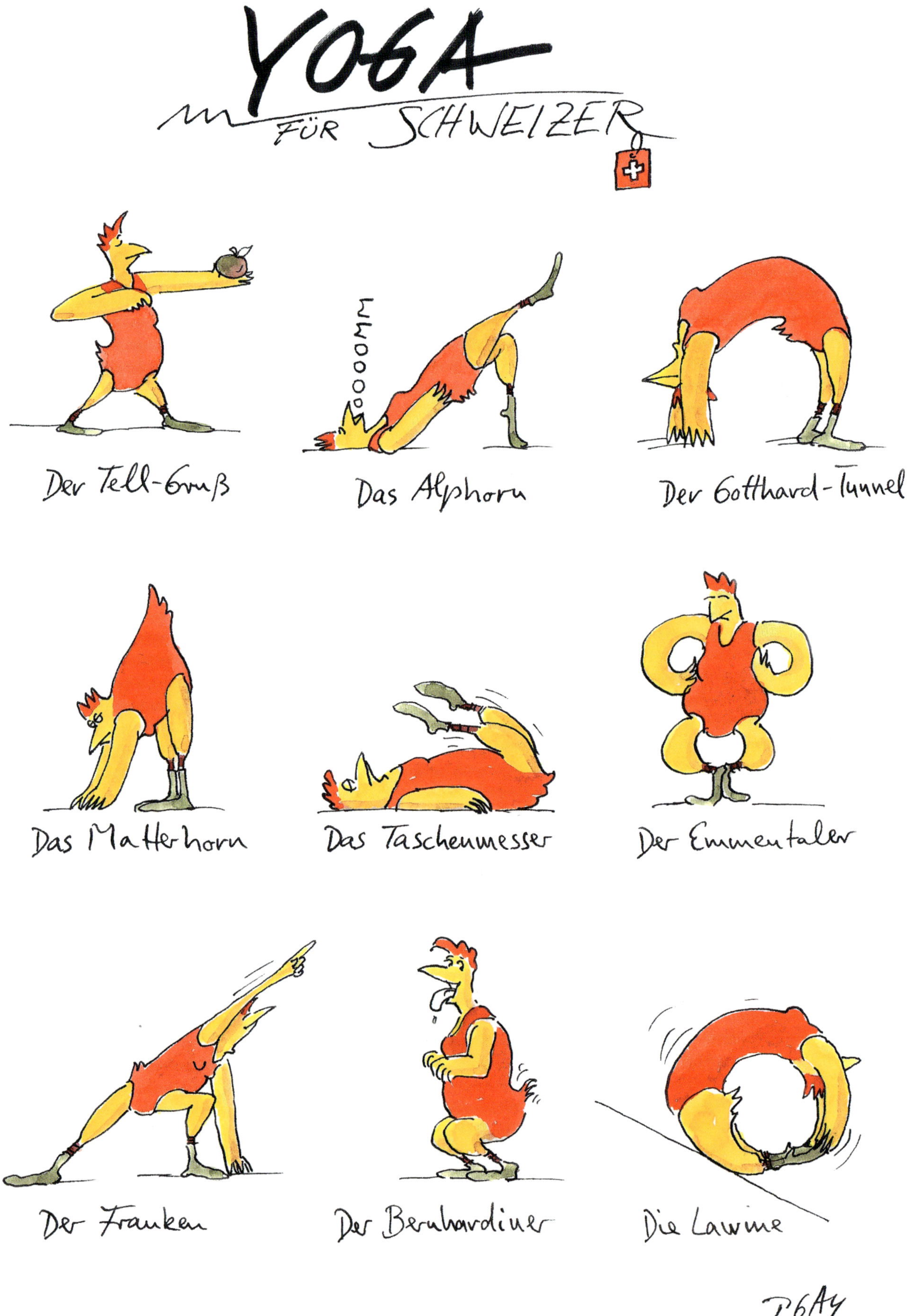
YOGA
FÜR SCHWEIZER
Der Tell-Gruß
Das Alphorn
Der Gotthard-Tunnel
Das Matterhorn
Das Taschenmesser
Der Emmentaler
Der Franken
Der Bernhardiner
Die Lawine
P. GAY

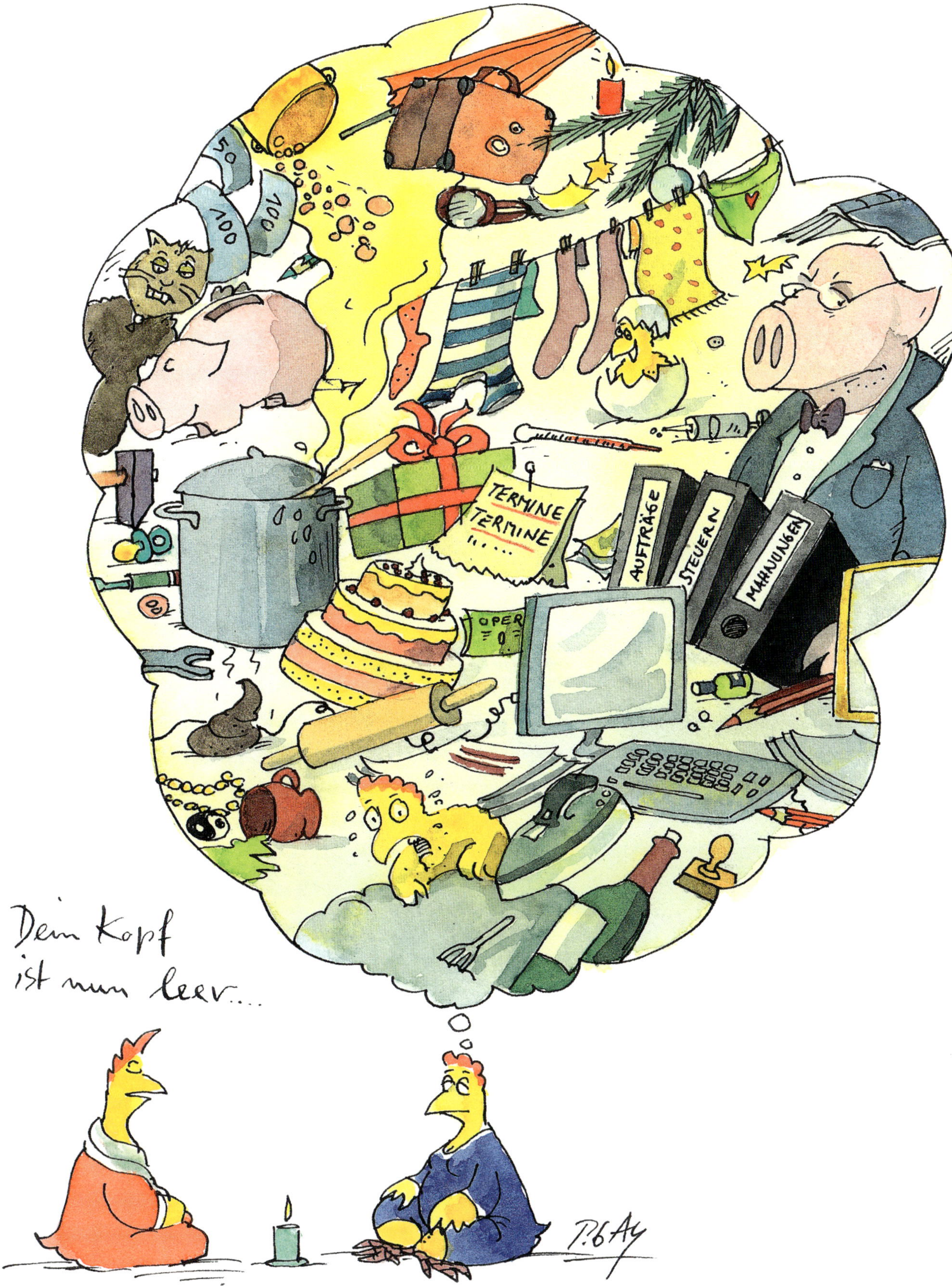
TERMINE
TERMINE
AUFTRÄGE
STEUERN
MAHNUNGEN
OPER
Dein Kopf
ist nun leer...
P.GAY

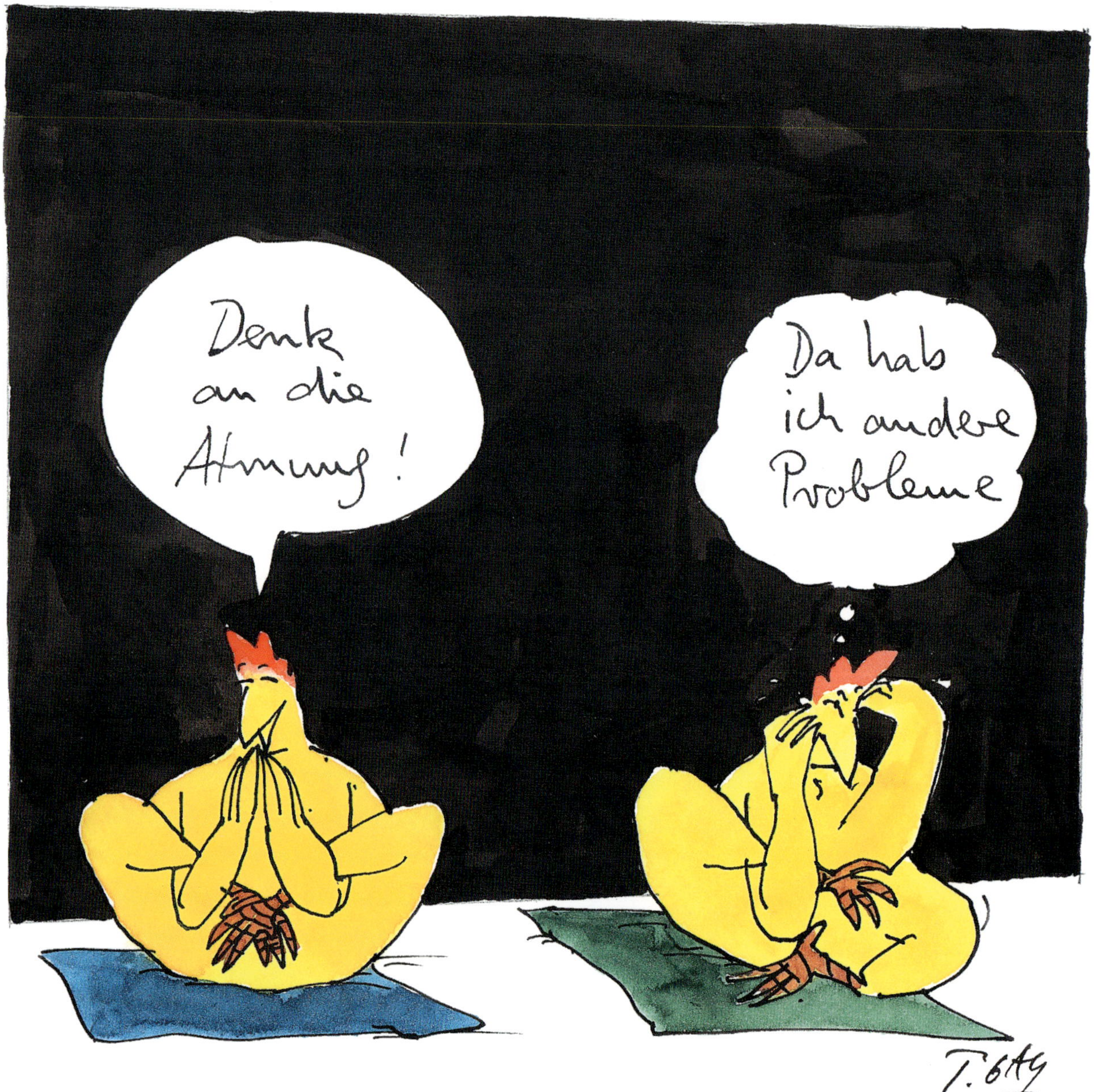
Denk an die Atmung!
Da hab ich andere Probleme
T. GAY

YOGA

AM ARBEITSPLATZ

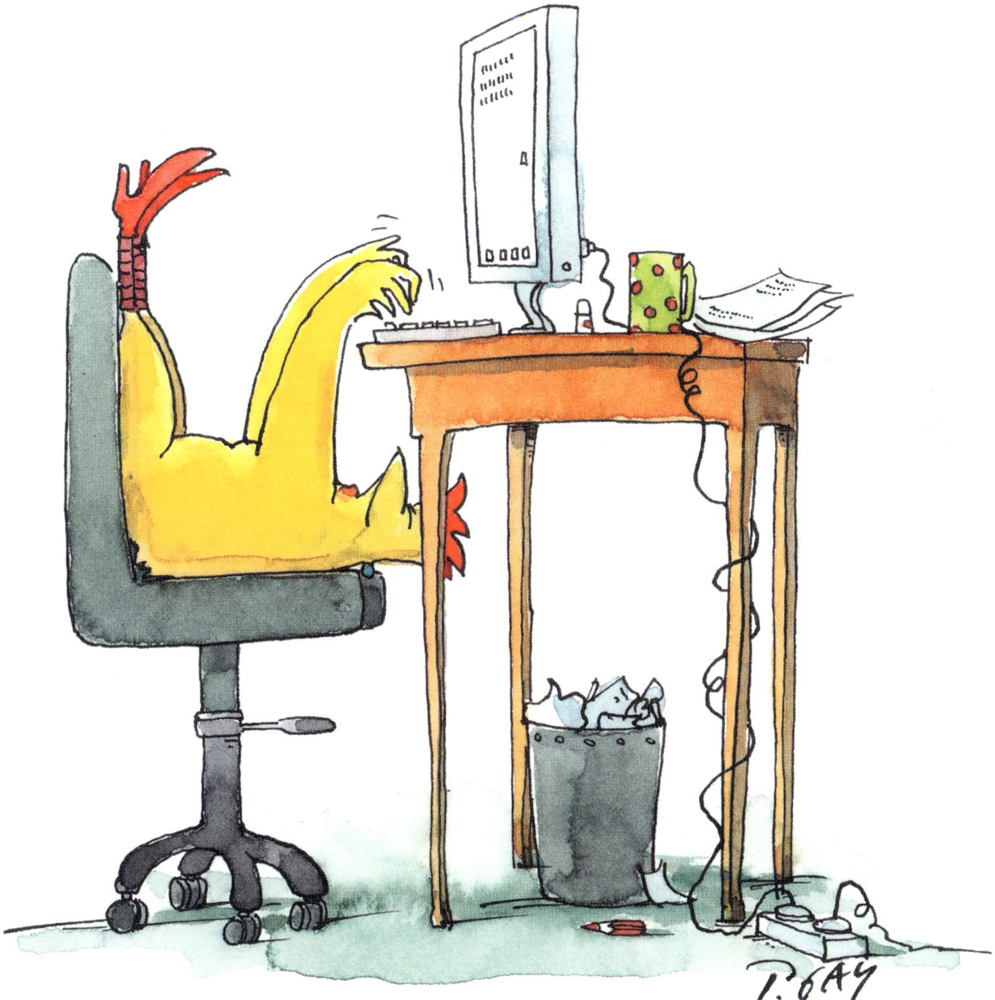

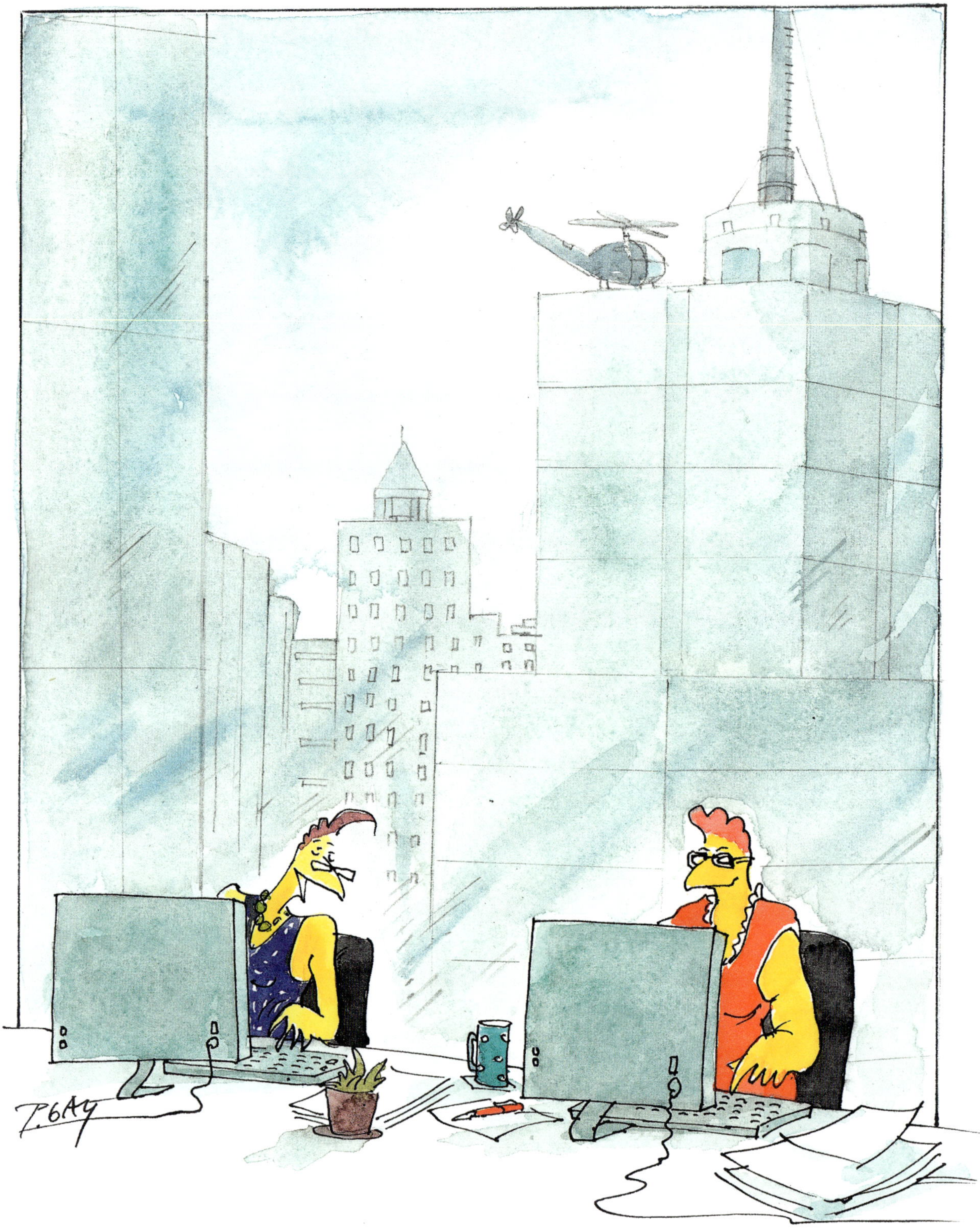

Der Chef fliegt morgen nach Indien. Sollen wir ihn fragen, ob er uns neue Yoga-Matten mitbringt?

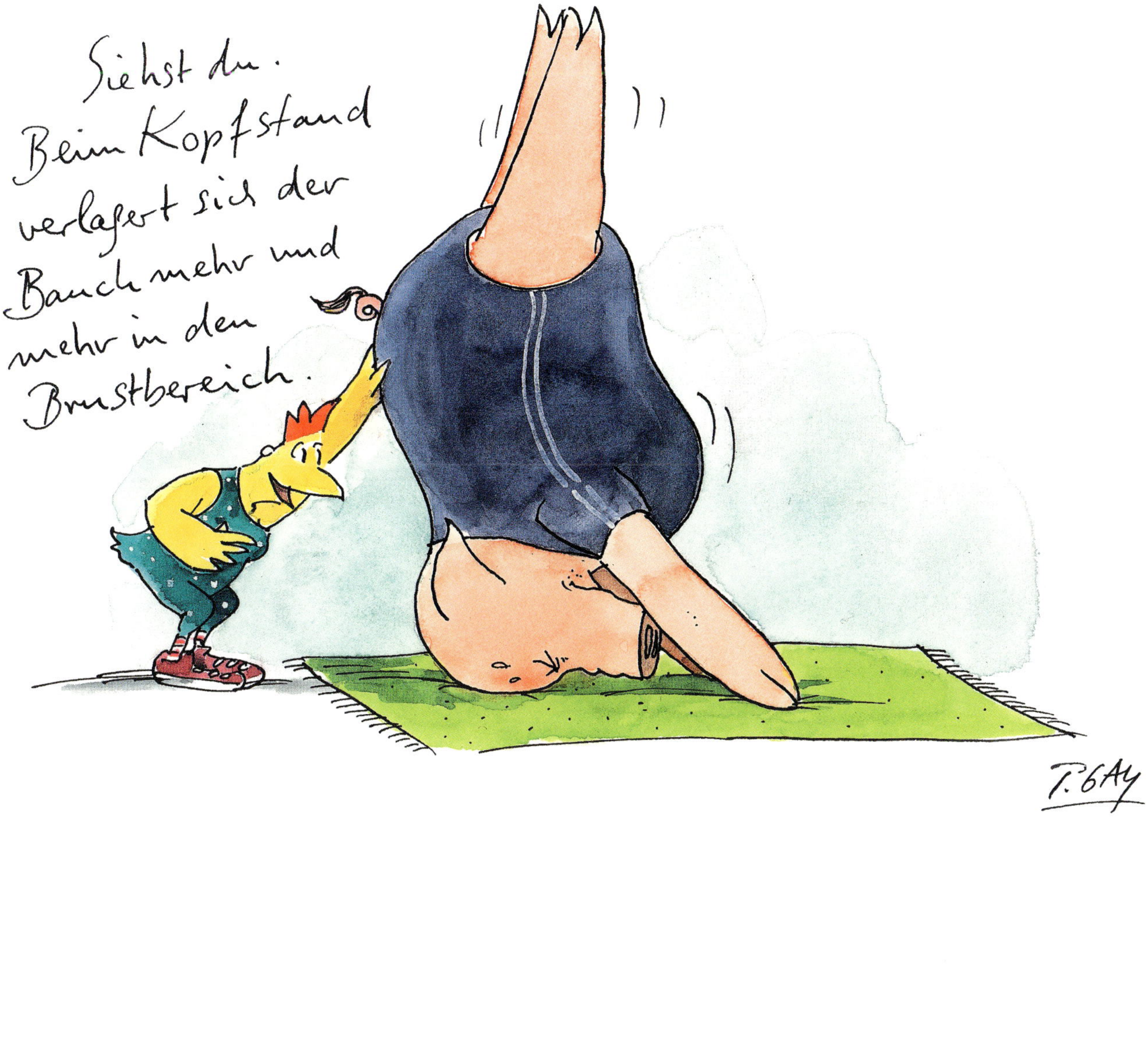
Siehst du. Beim Kopfstand verlagert sich der Bauch mehr und mehr in den Brustbereich.
T. GAY

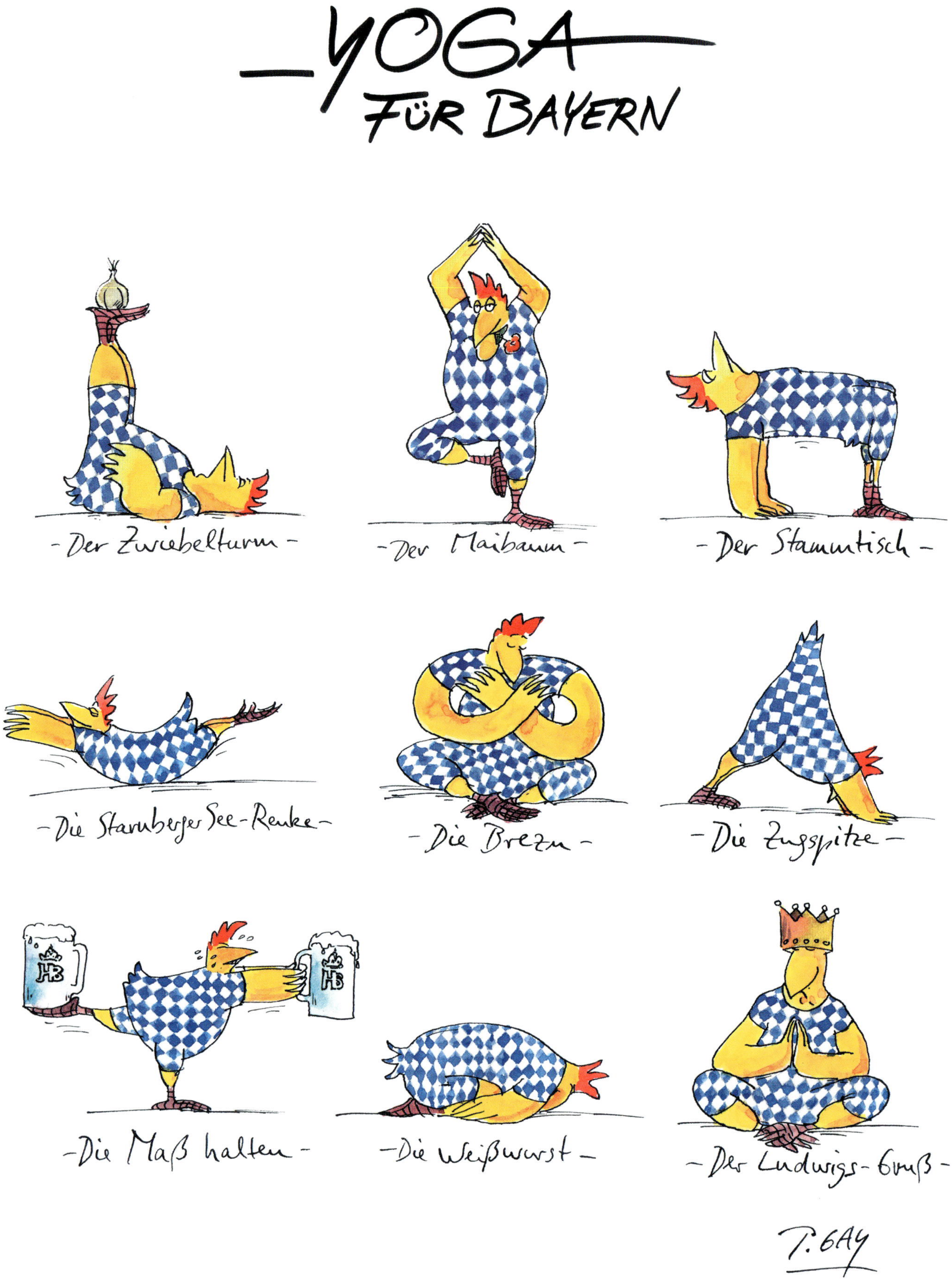
YOGA
FÜR BAYERN
- Der Zwiebelturm -
- Der Maibaum -
- Der Stammtisch -
- Die Starnberger See-Renke -
- Die Brezn -
- Die Zugspitze -
HB
HB
- Die Maß halten -
- Die Weißwurst -
- Der Ludwigs-Gruß -
T. GAY

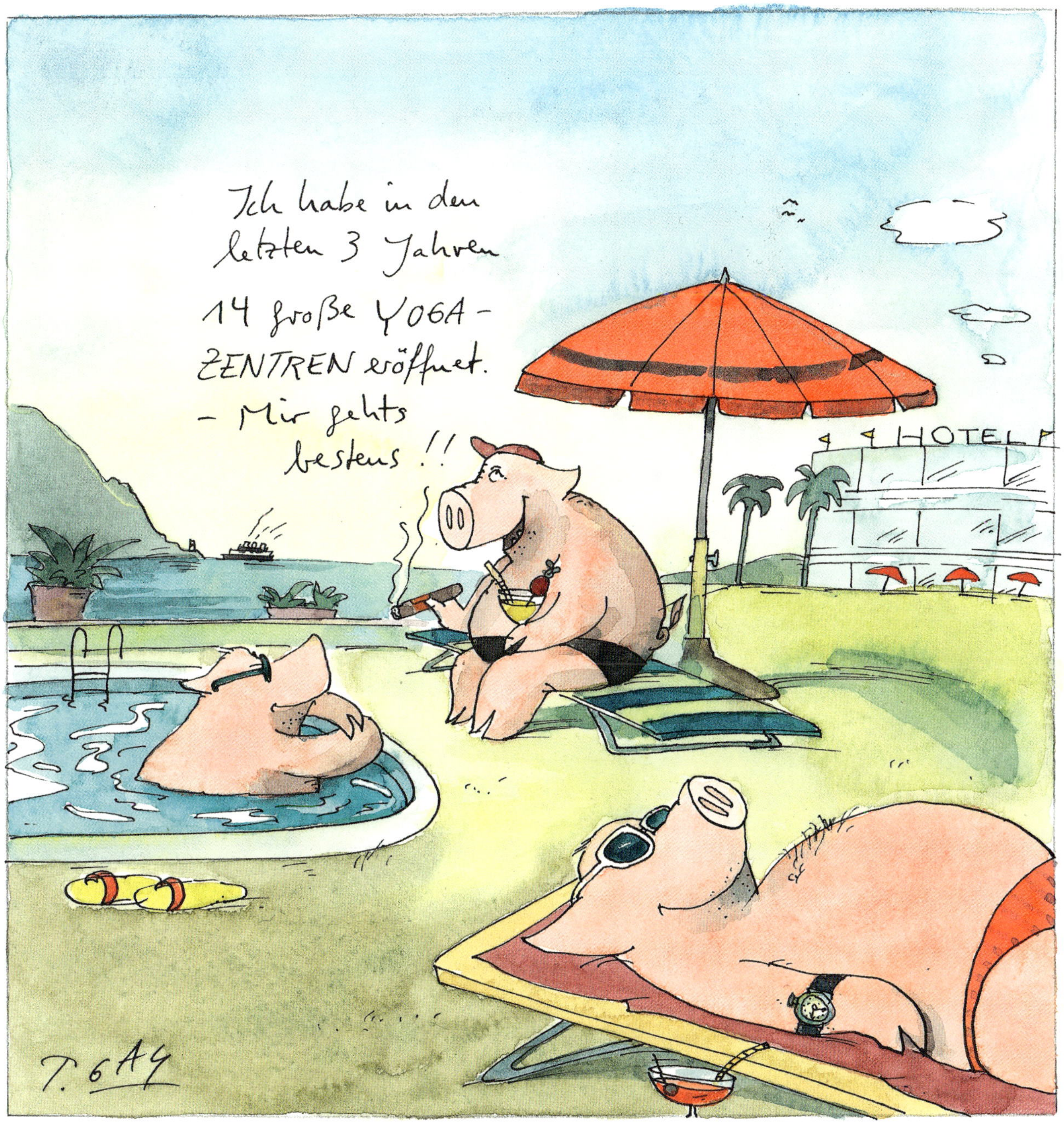
Ich habe in den letzten 3 Jahren 14 große YOGA-ZENTREN eröffnet. – Mir gehts bestens !!
HOTEL
T. GAY

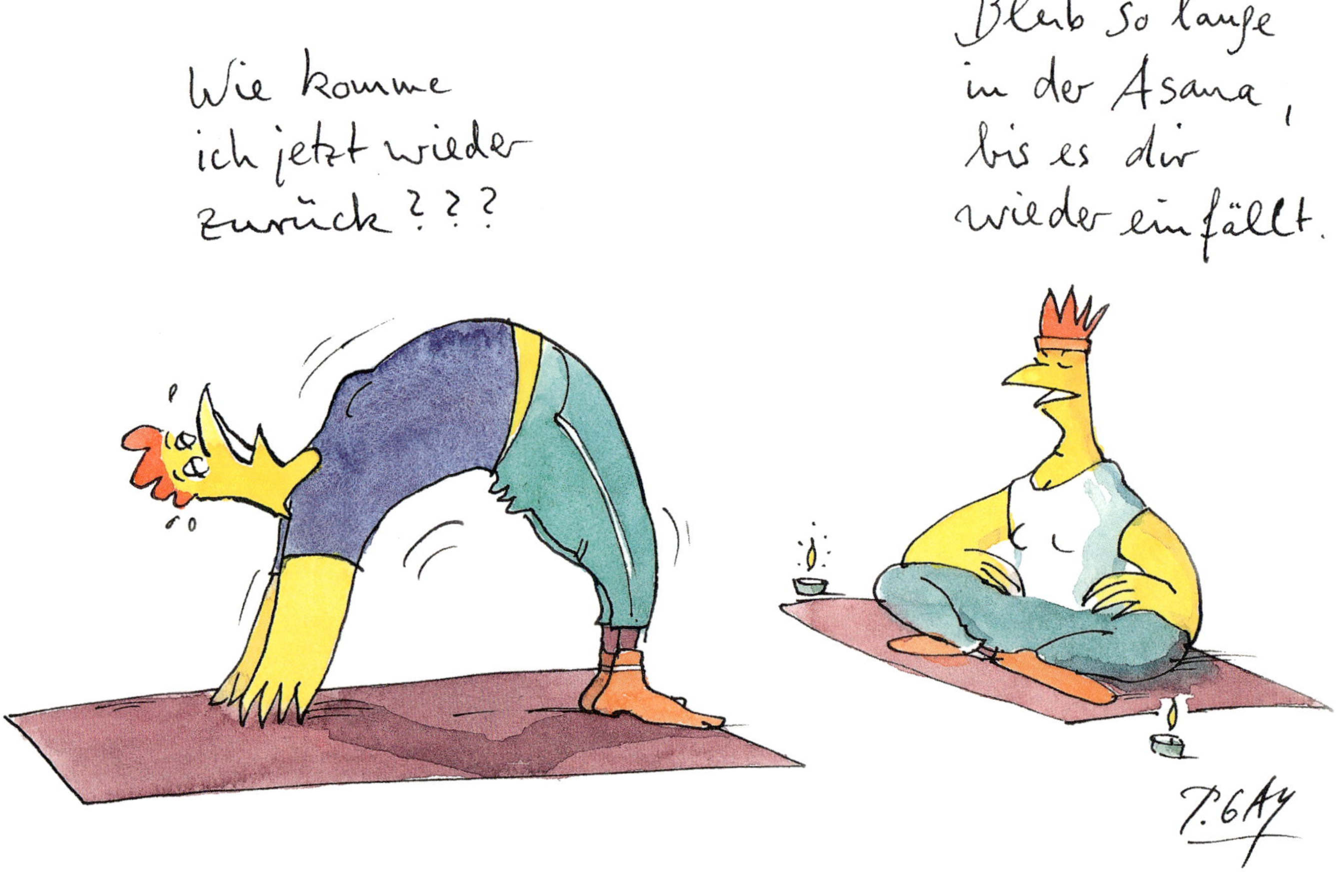
Wie komme ich jetzt wieder zurück???
Bleib so lange in der Asana, bis es dir wieder einfällt.
T. GAY

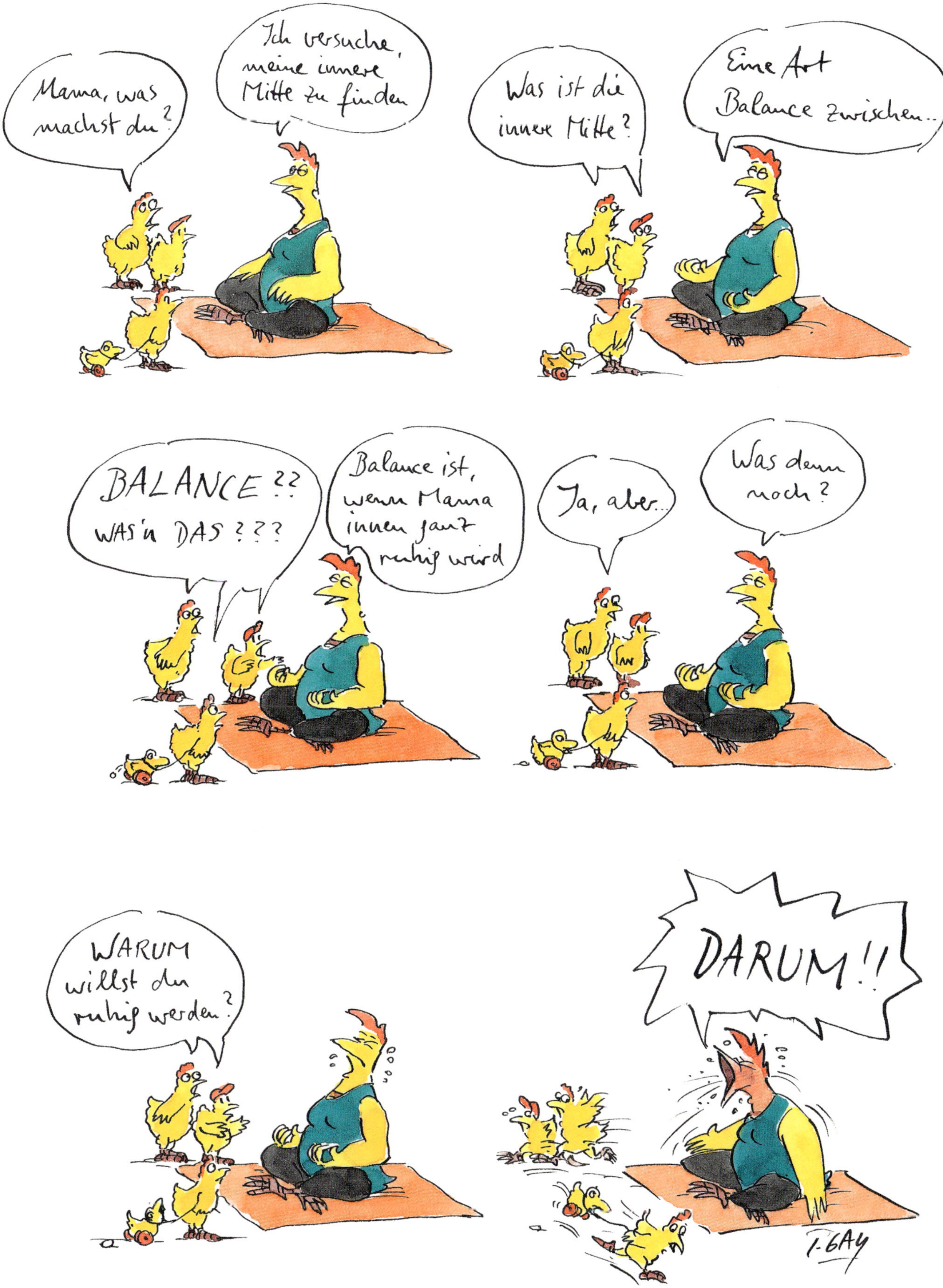
Mama, was machst du?
Ich versuche, meine innere Mitte zu finden
Was ist die innere Mitte?
Eine Art Balance zwischen…
BALANCE?? WAS'n DAS???
Balance ist, wenn Mama innen ganz ruhig wird
Ja, aber…
Was denn noch?
WARUM willst du ruhig werden?
DARUM!!
T. GAY

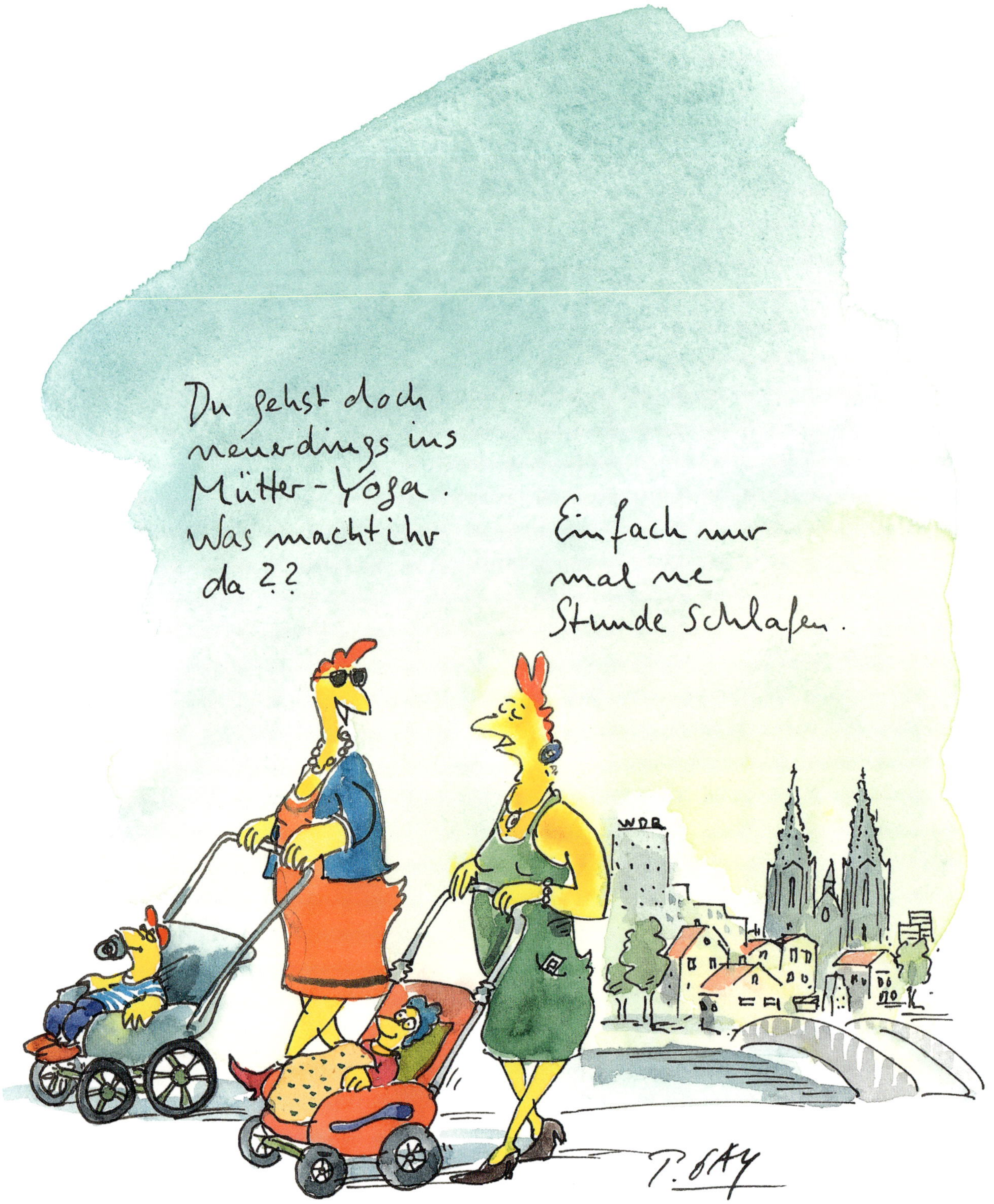
Du gehst doch neuerdings ins Mütter-Yoga. Was macht ihr da??
Einfach nur mal ne Stunde Schlafen.
WDR
P. GAY

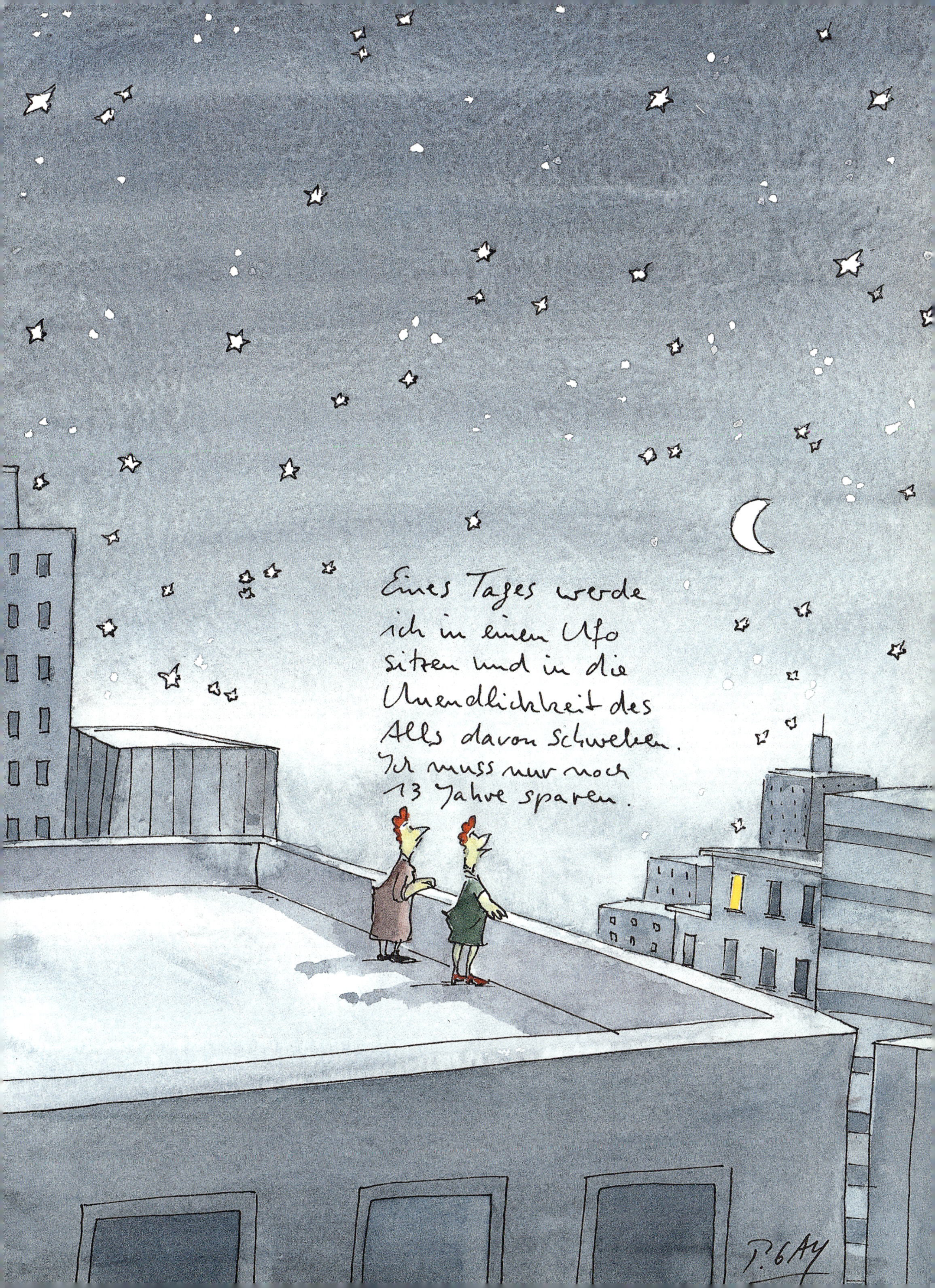
Eines Tages werde
ich in einen Ufo
sitzen und in die
Unendlichkeit des
Alls davon schweben.
Ich muss nur noch
13 Jahre sparen.
P. GAY

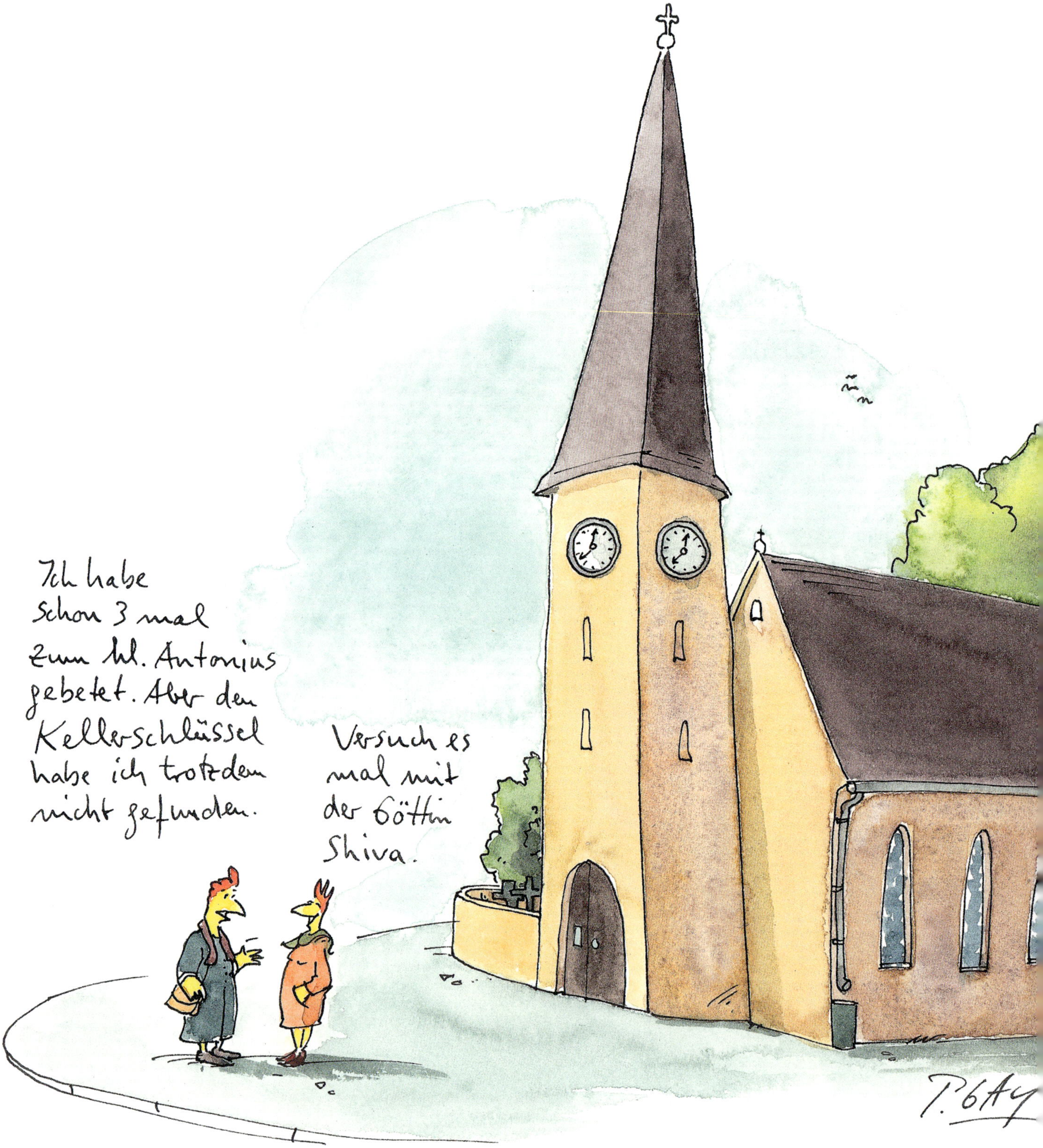
Ich habe schon 3 mal zum hl. Antonius gebetet. Aber den Kellerschlüssel habe ich trotzdem nicht gefunden.
Versuch es mal mit der Göttin Shiva.
P. GAY

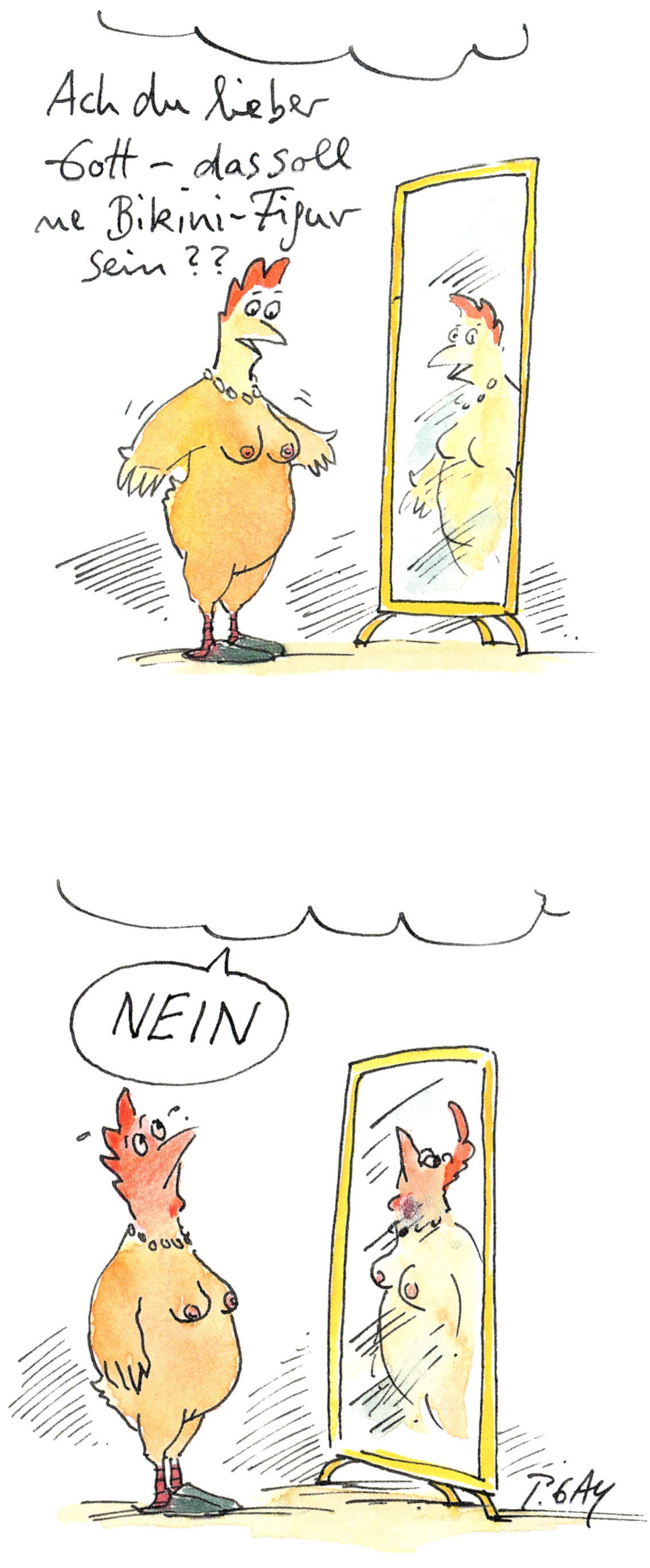
Ach du lieber Gott – das soll ne Bikini-Figur sein ??
NEIN
P. GAY

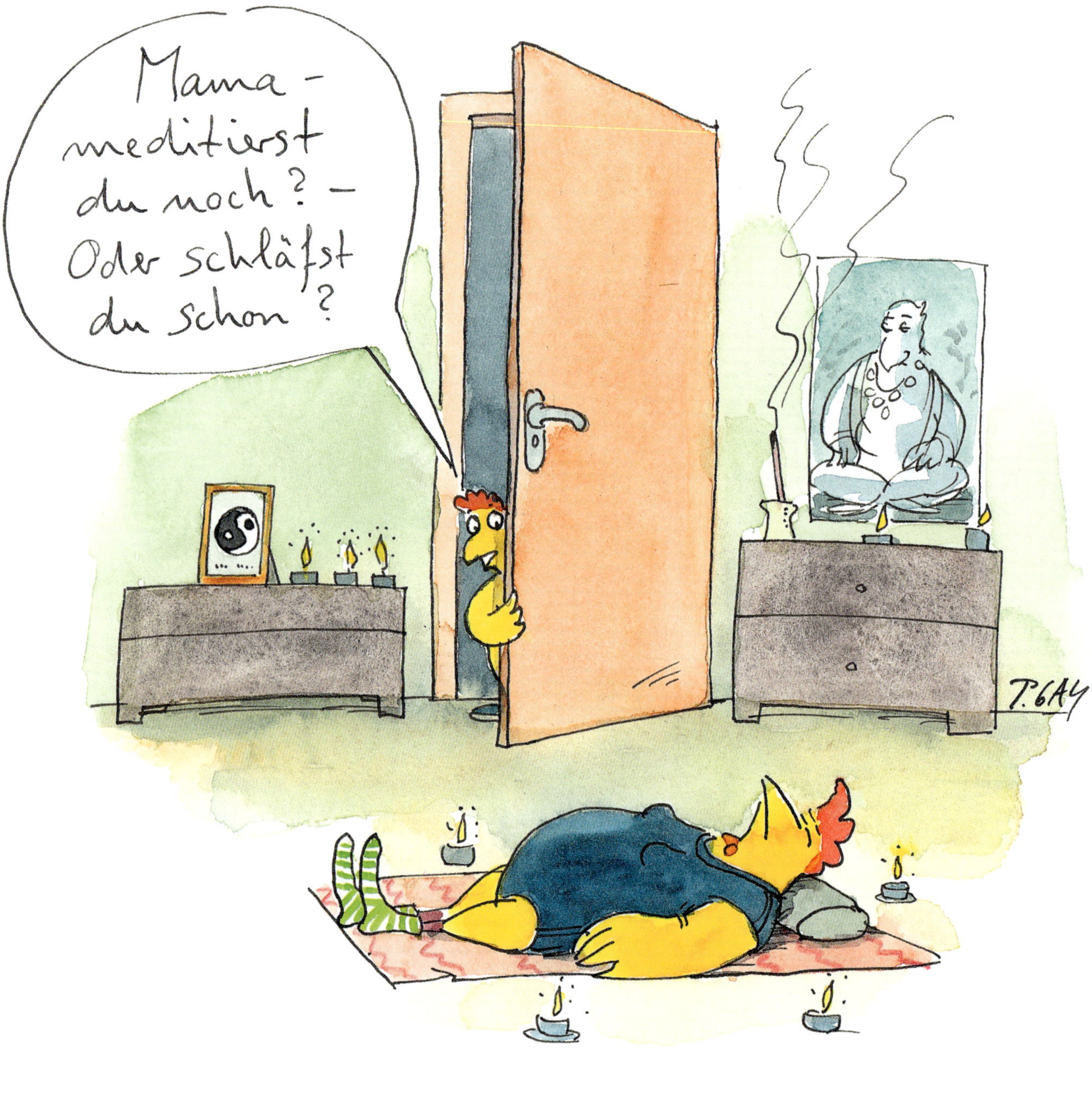
Mama – meditierst du noch? – Oder schläfst du schon?
T. GAY

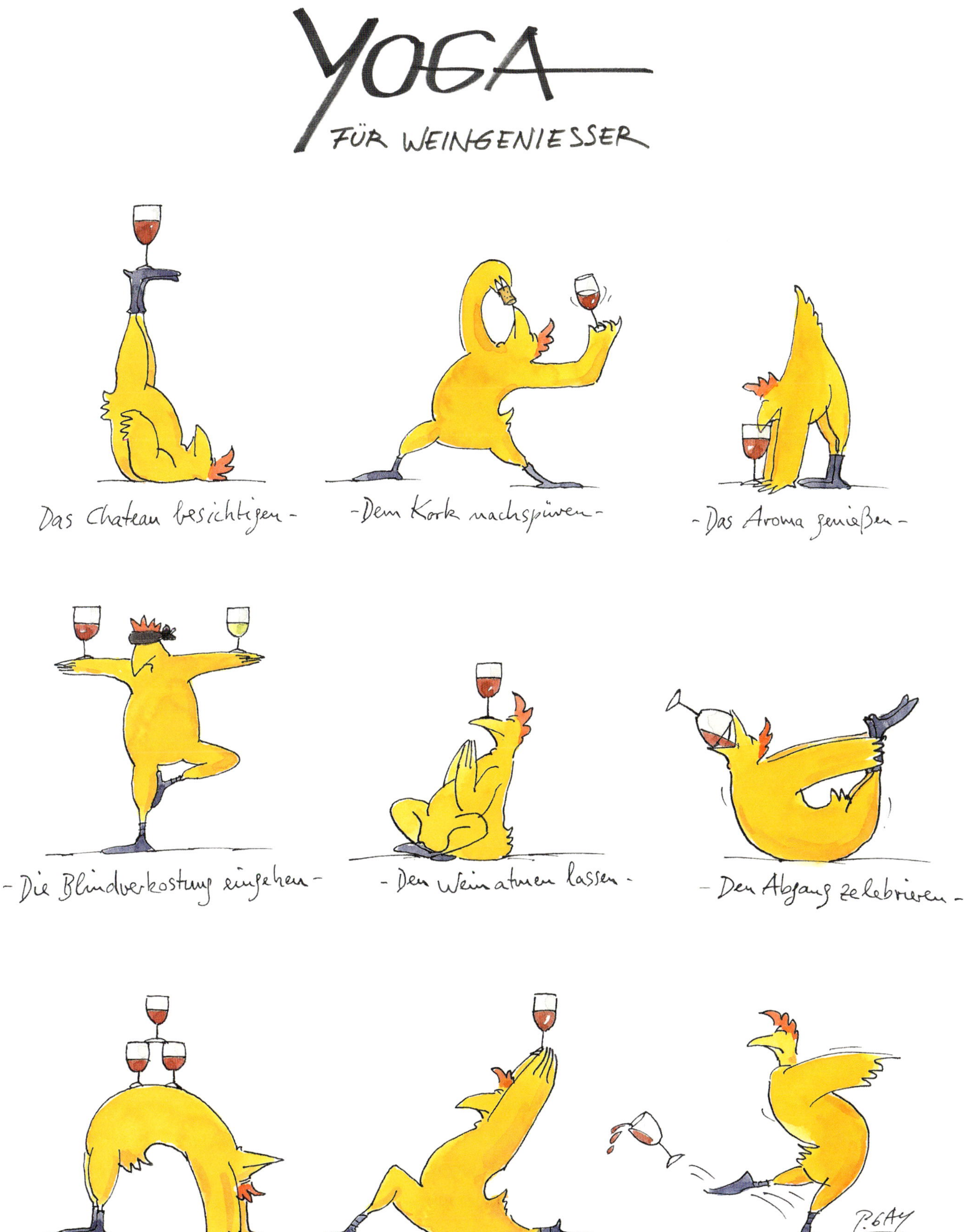
YOGA
FÜR WEINGENIESSER
Das Chateau besichtigen -
- Dem Kork nachspüren -
- Das Aroma genießen -
- Die Blindverkostung eingehen -
- Den Wein atmen lassen -
- Den Abgang zelebrieren -
- Die Gäste beeindrucken -
- Dem Winzer huldigen -
- Den Fusel verachten -
P. GAY

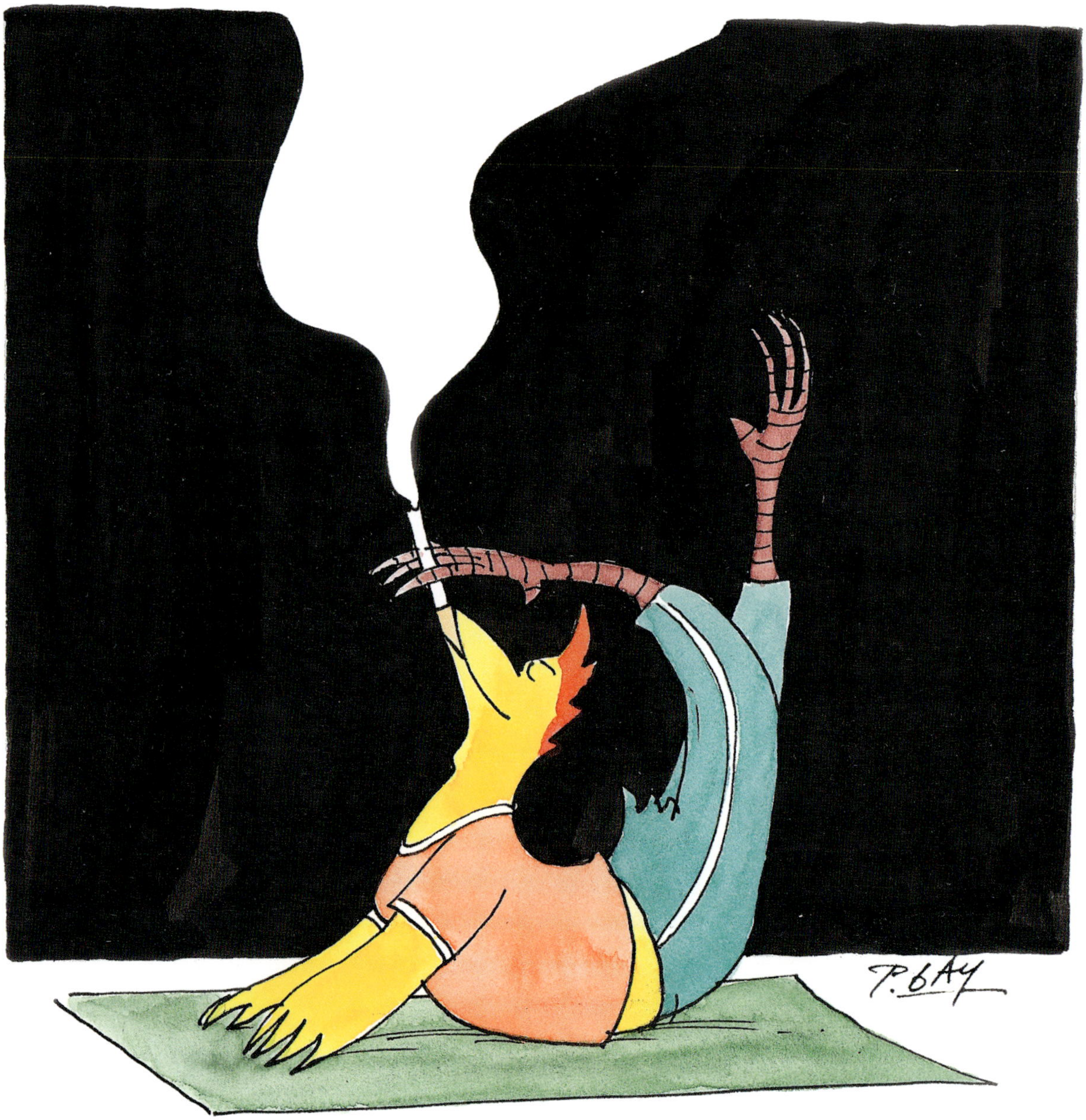

YOGA FÜR RAUCHER

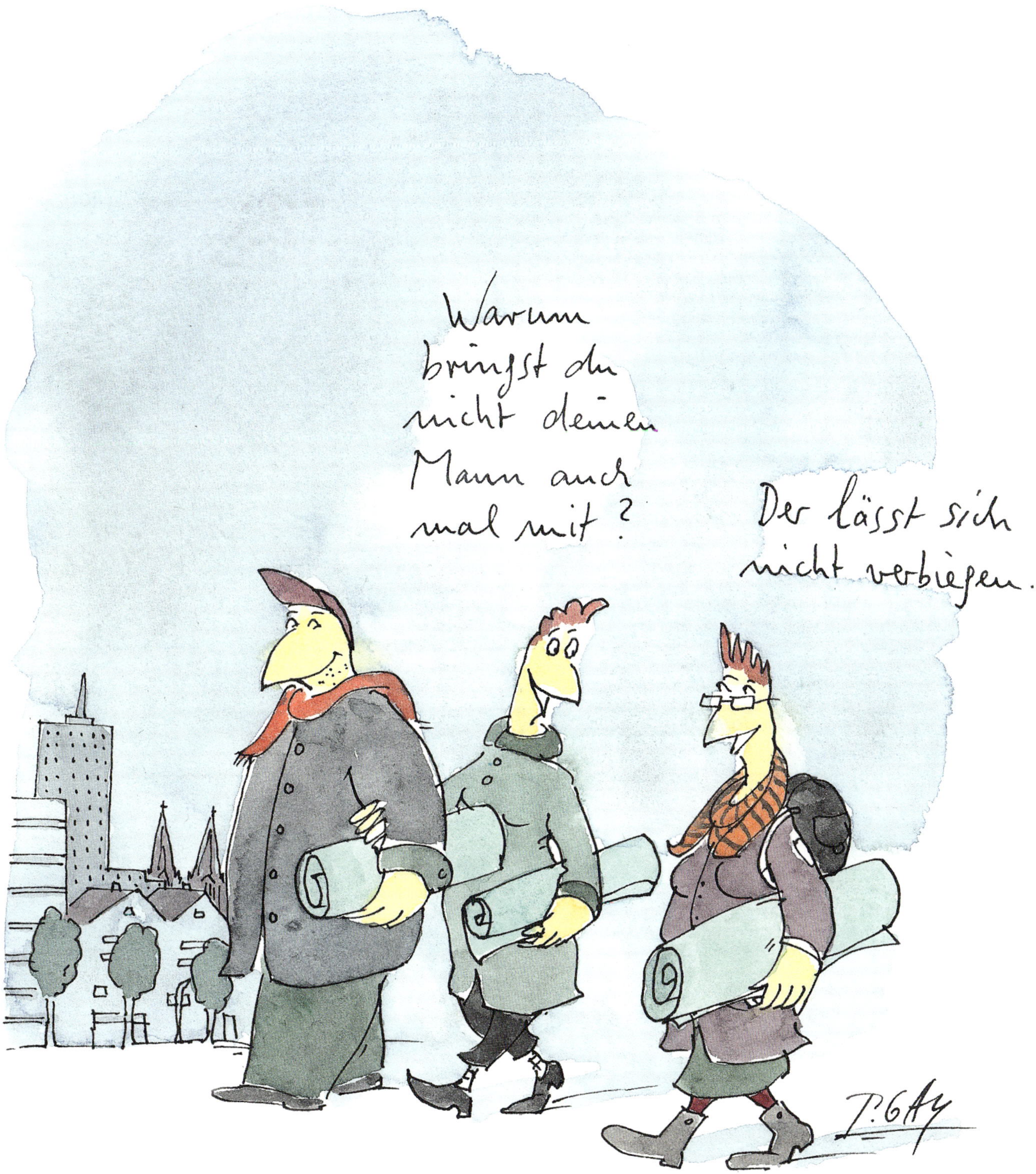
Warum bringst du nicht deinen Mann auch mal mit?
Der lässt sich nicht verbiegen.
P. GAY

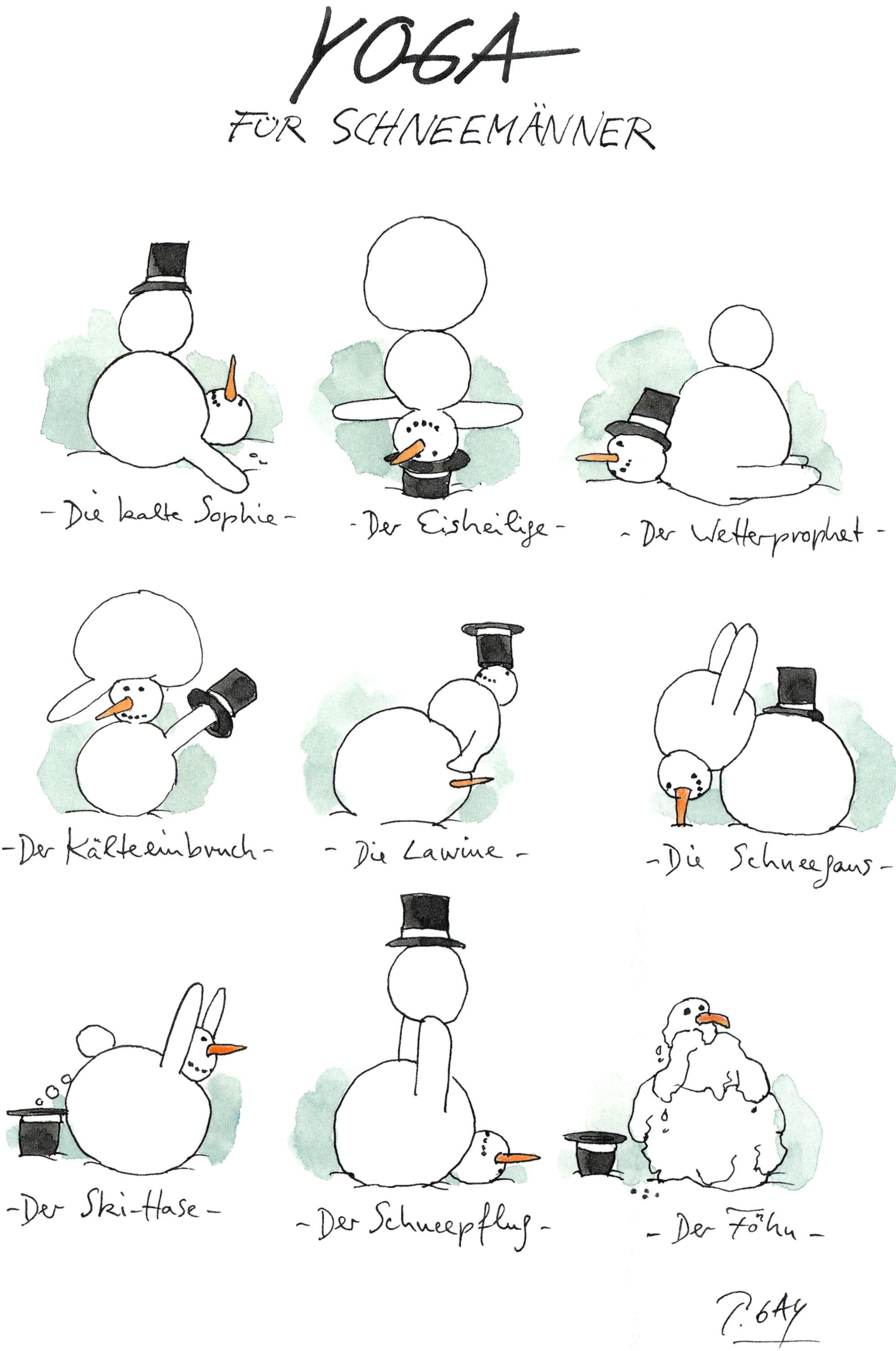
YOGA
FÜR SCHNEEMÄNNER
- Die kalte Sophie -
- Der Eisheilige -
- Der Wetterprophet -
- Der Kälteeinbruch -
- Die Lawine -
- Die Schneegans -
- Der Ski-Hase -
- Der Schneepflug -
- Der Föhn -
P. GAY

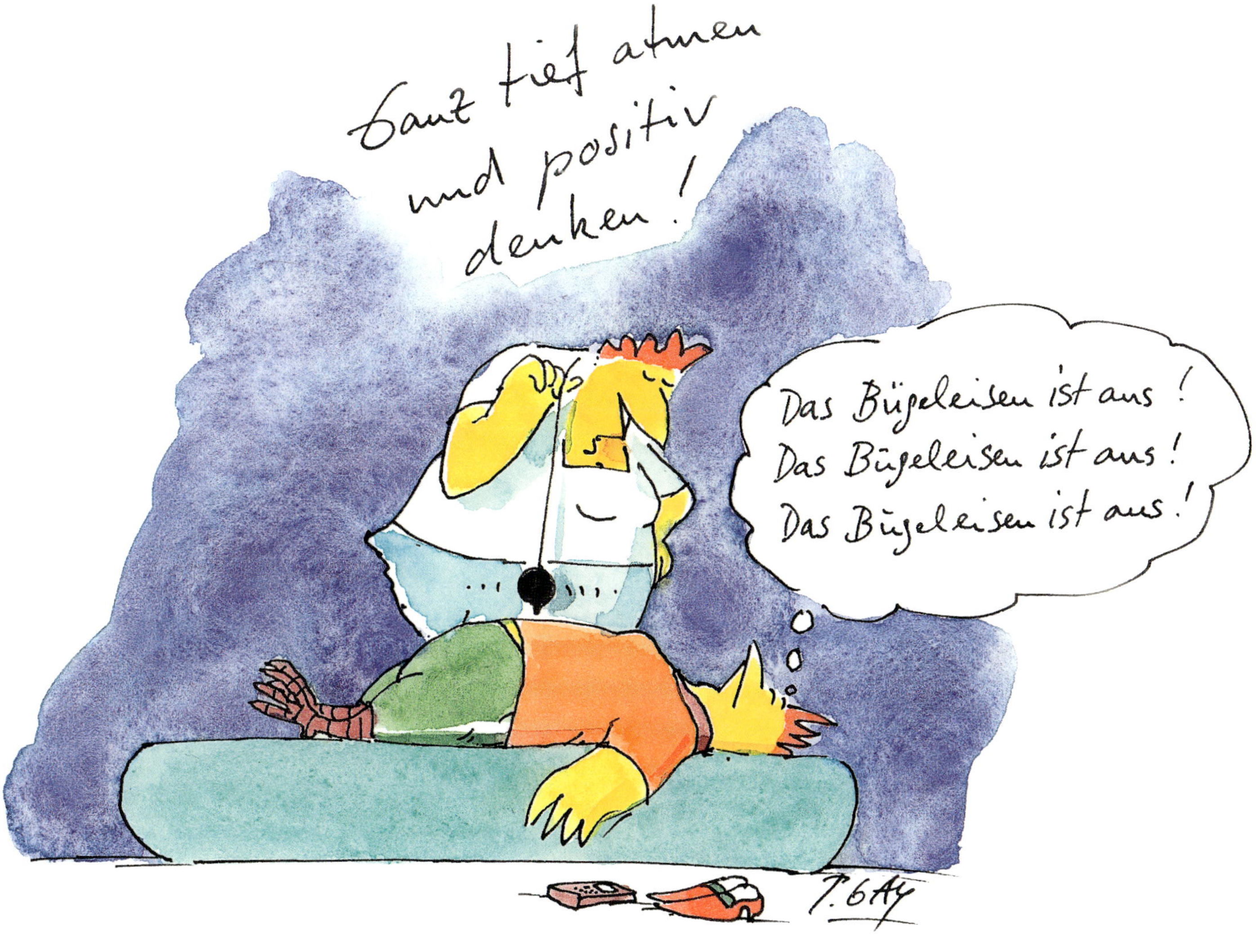
Ganz tief atmen
und positiv
denken!
Das Bügeleisen ist aus!
Das Bügeleisen ist aus!
Das Bügeleisen ist aus!
T. GAY

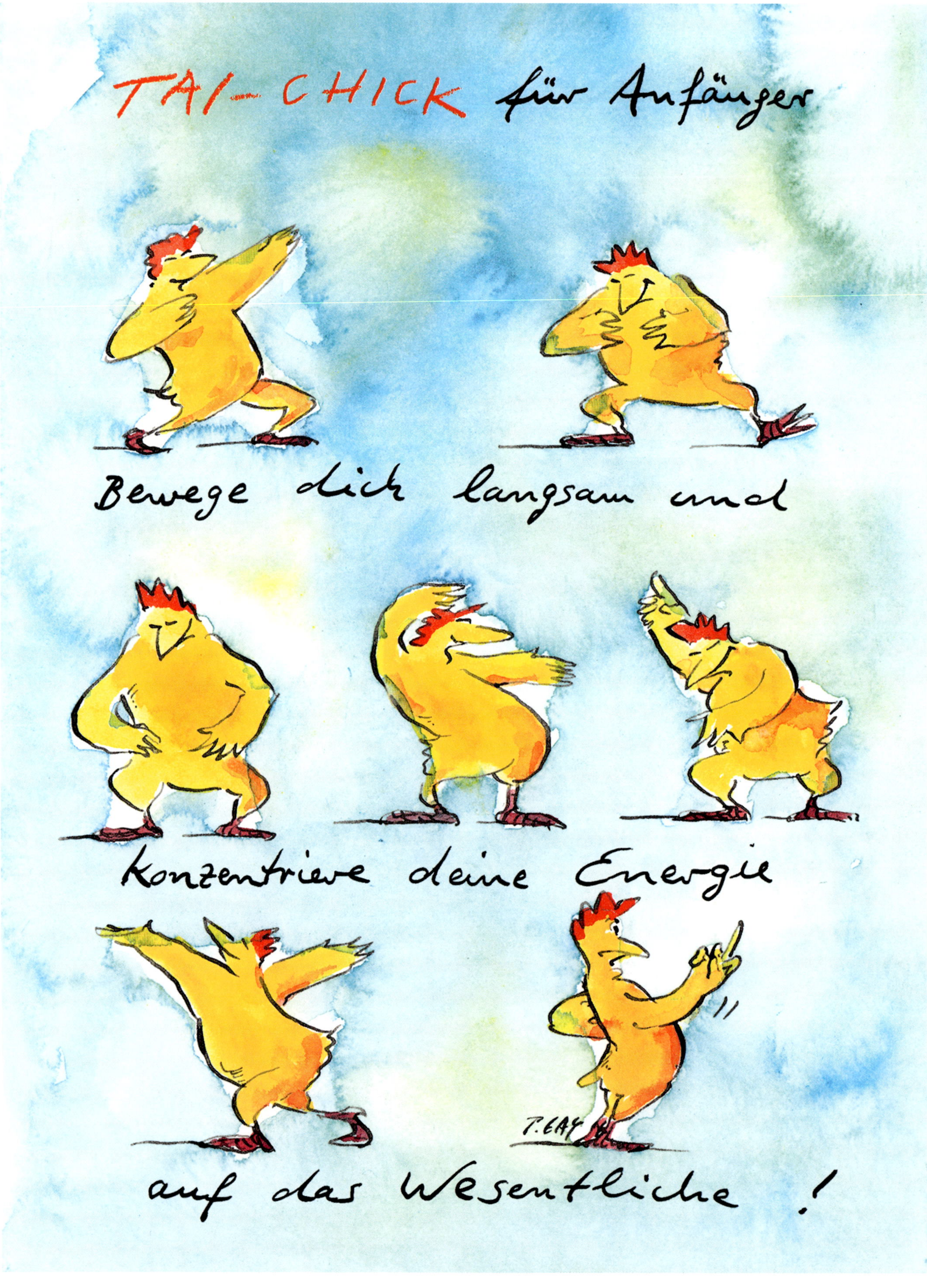
TAI-CHICK für Anfänger
Bewege dich langsam und
konzentriere deine Energie
auf das Wesentliche!
P. GAY

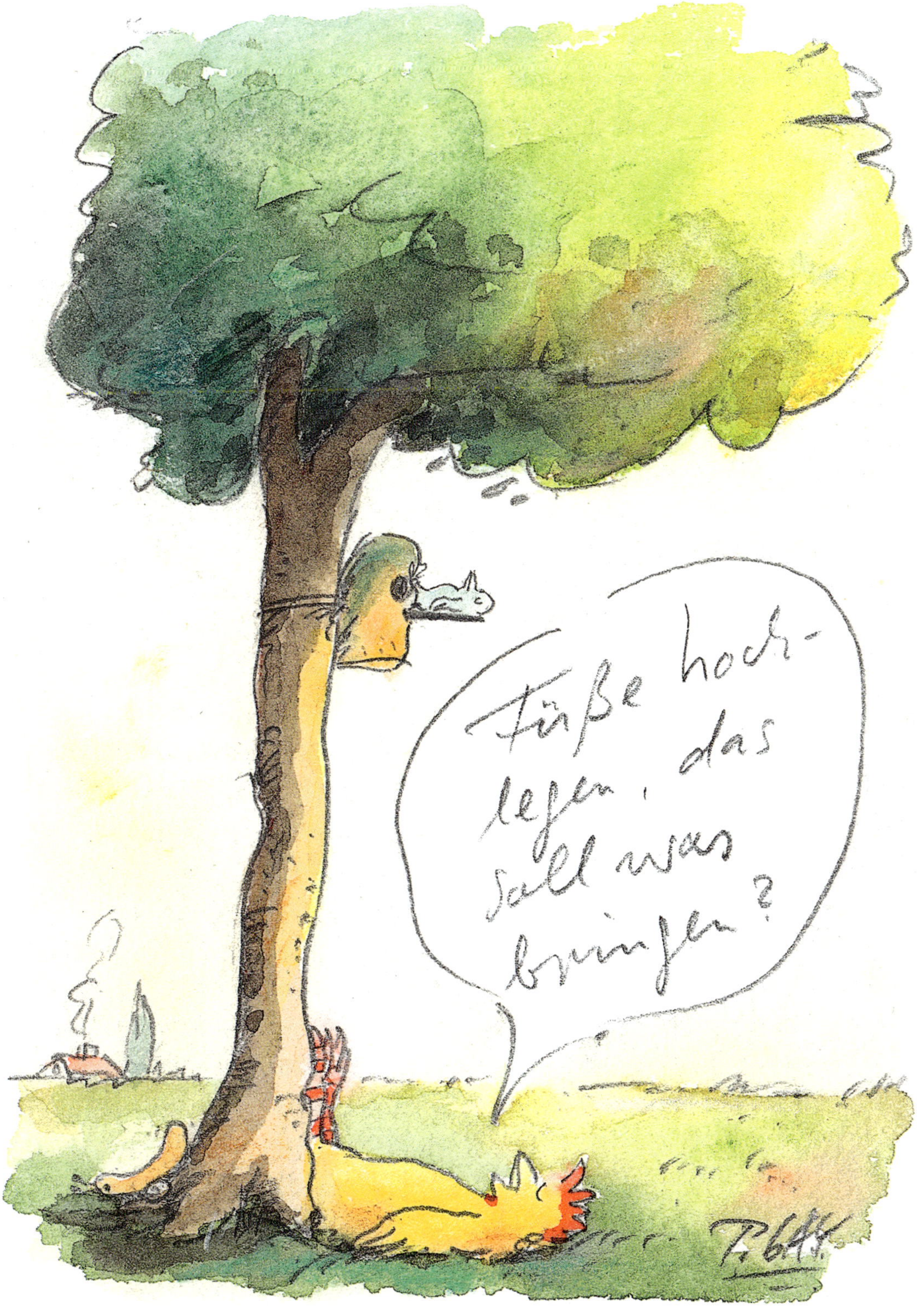
Füße hoch-
legen, das
soll was
bringen?

Frei nach Nestroy

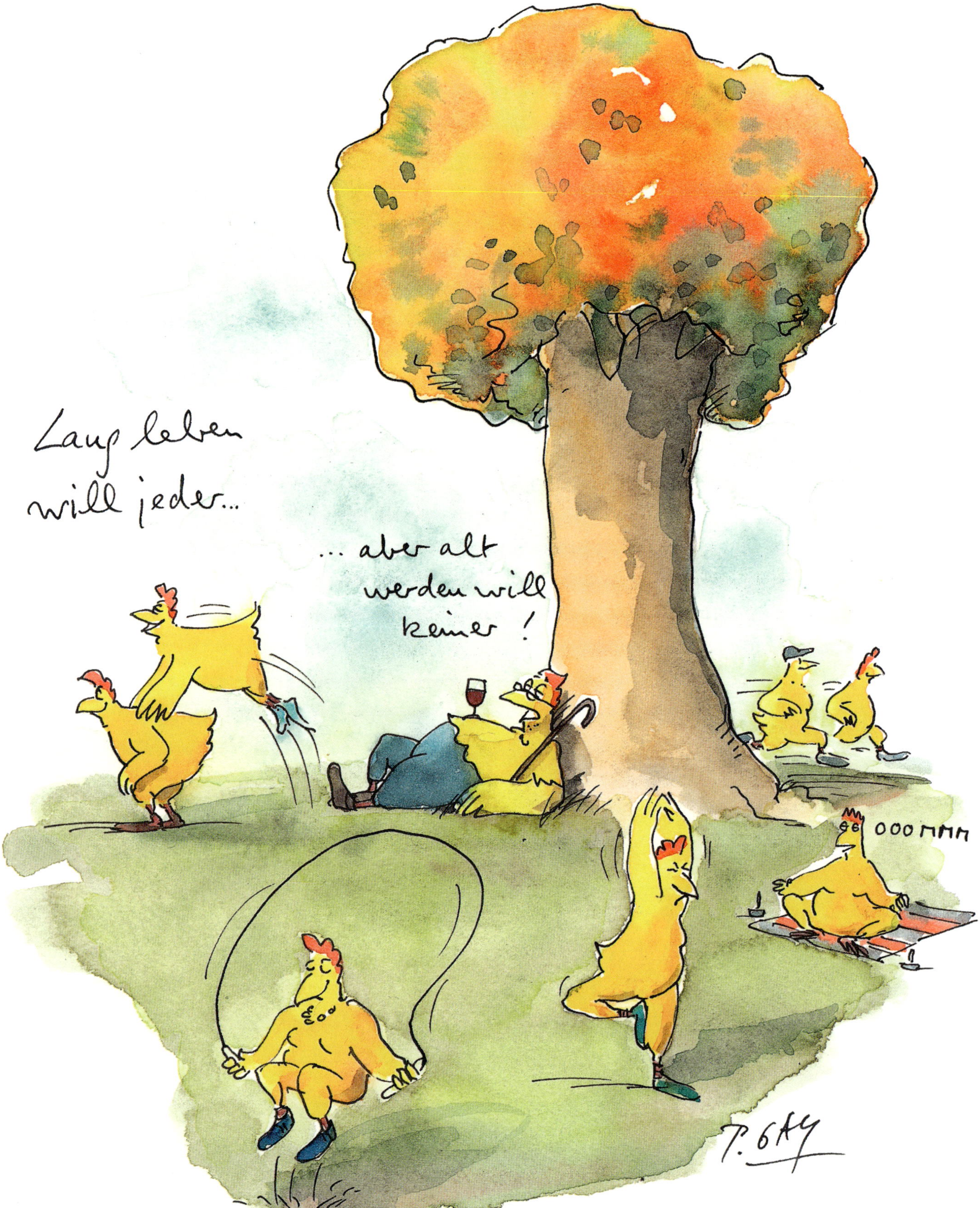
Lang leben will jeder...
... aber alt werden will keiner!
OOOMMM
P. GAY

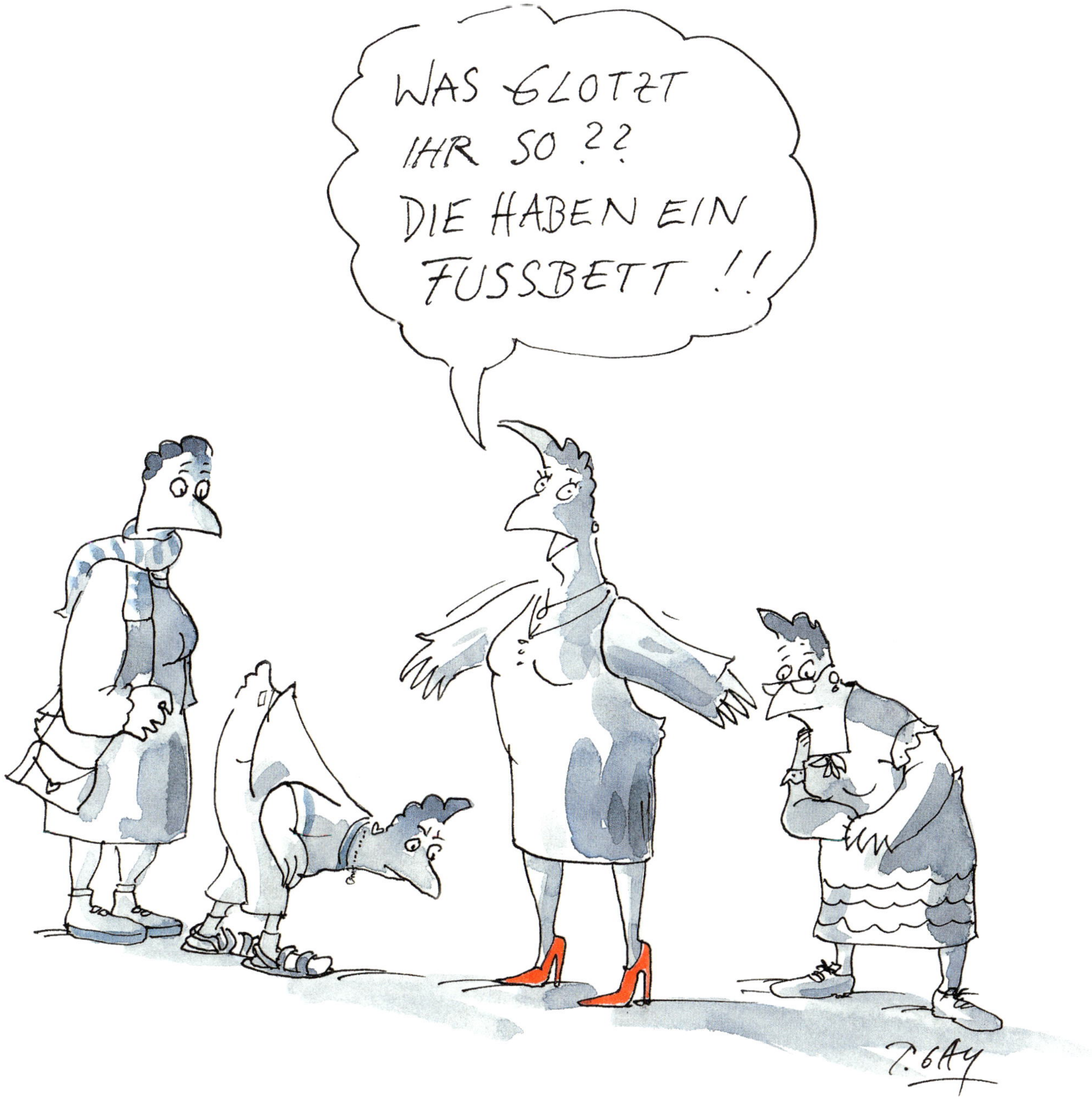
WAS GLOTZT IHR SO ??
DIE HABEN EIN FUSSBETT !!
T. GAY

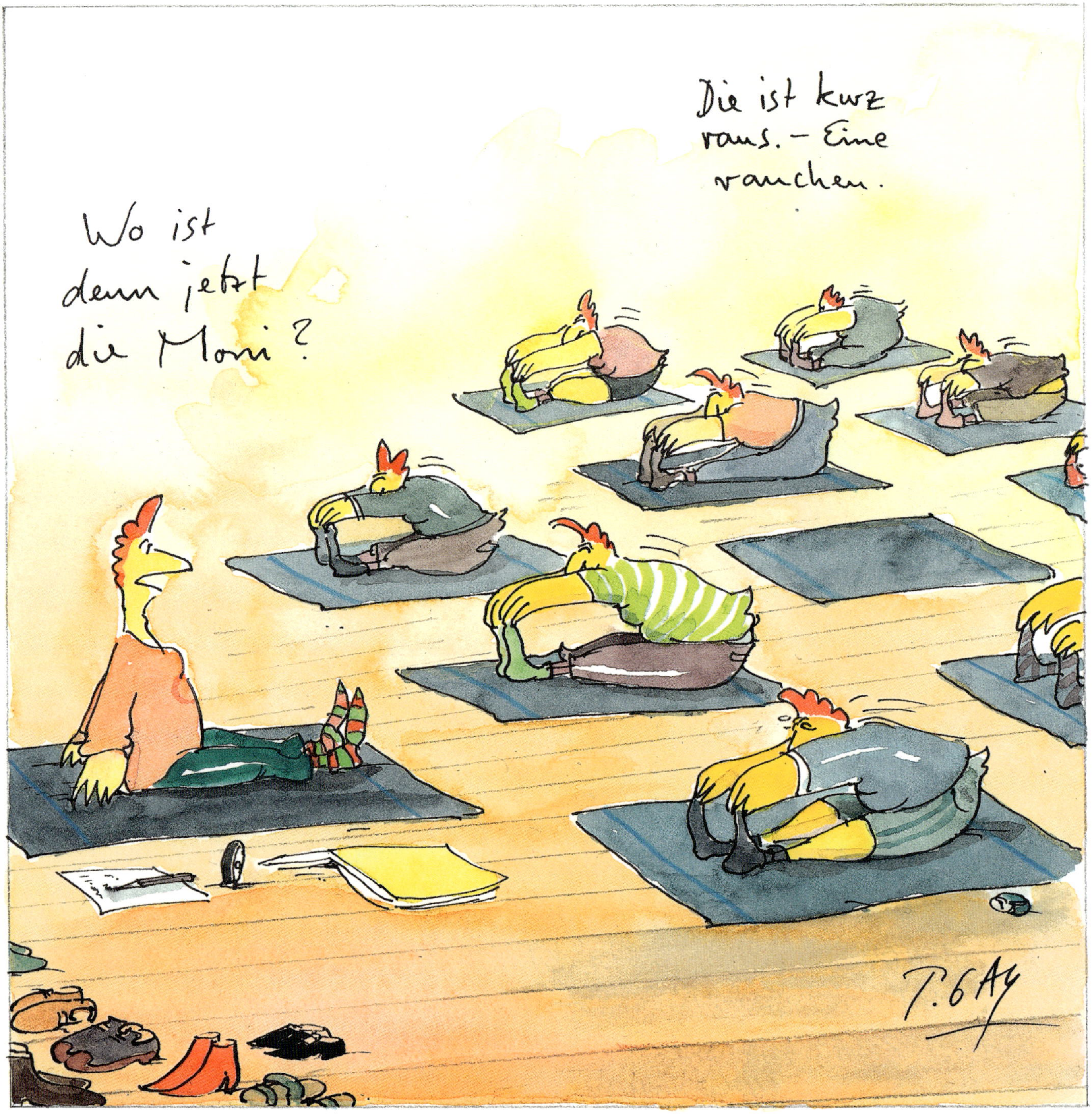
Wo ist denn jetzt die Moni?
Die ist kurz raus. – Eine rauchen.
P. GAY

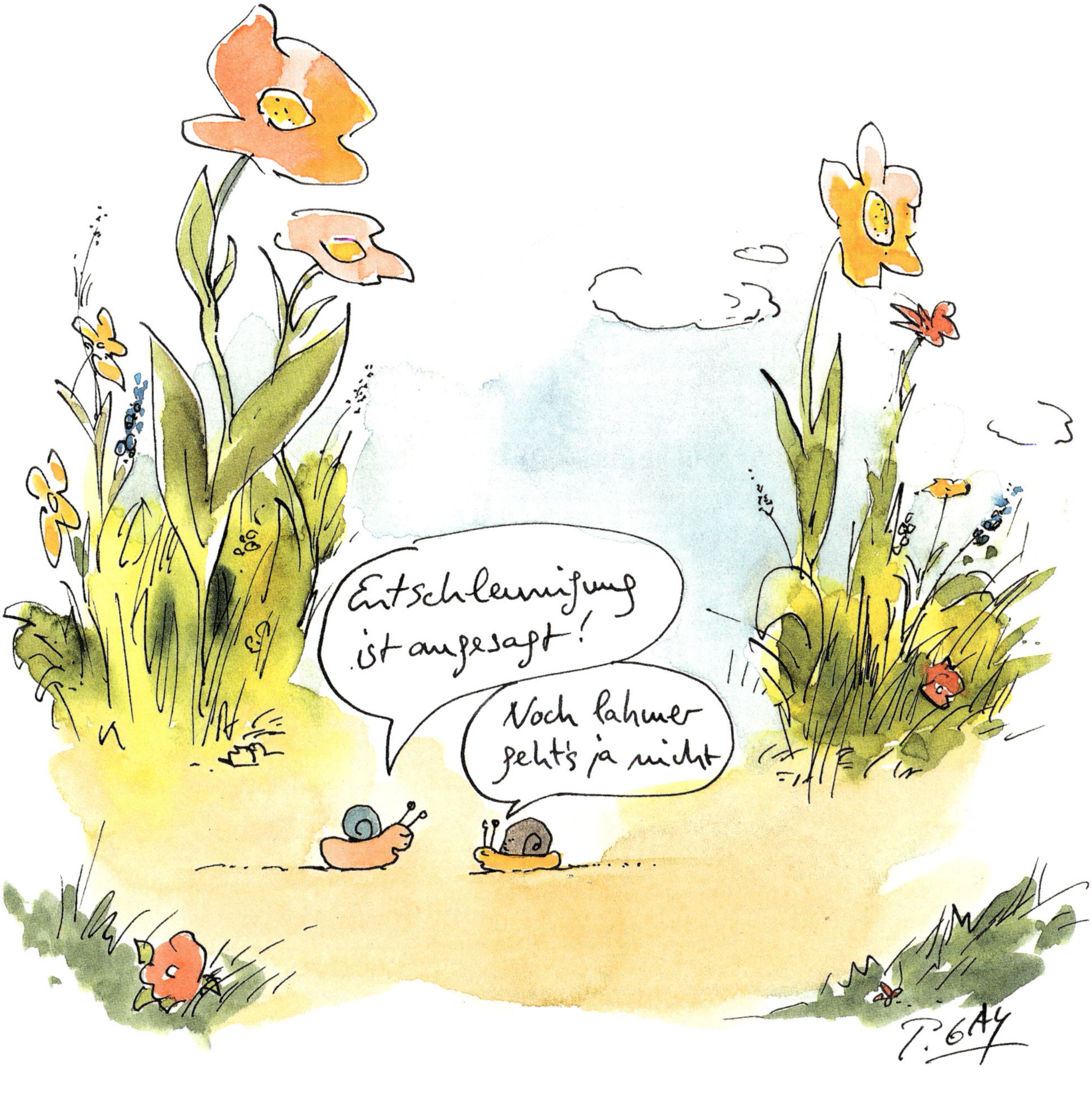
Entschleunigung ist angesagt!
Noch lahmer geht's ja nicht
P. GAY

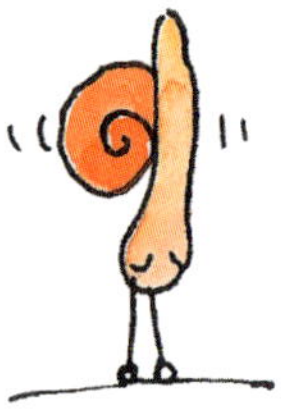

Stärkt die Gefühls-
muskulatur

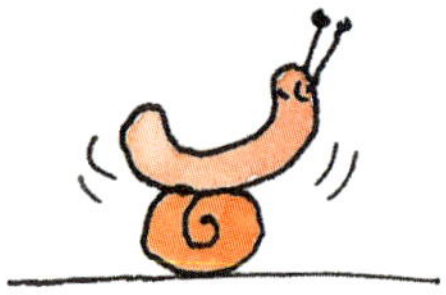

Stabilisiert
das Haus

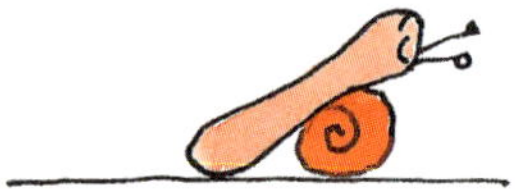

Fördert die
Verdauung

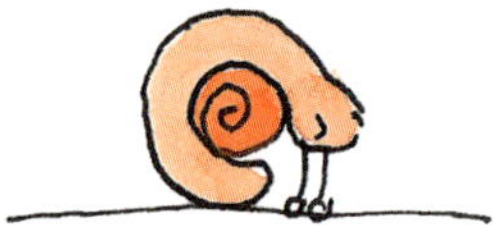

Entgiftet das Gehirn

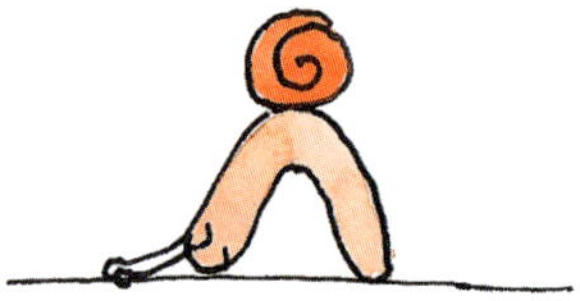

Beugt Unterleibs-
beschwerden vor

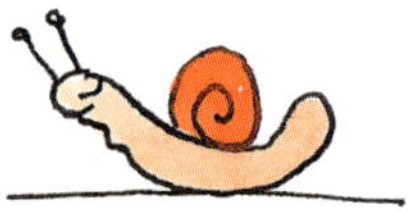

Festigt den
Busen

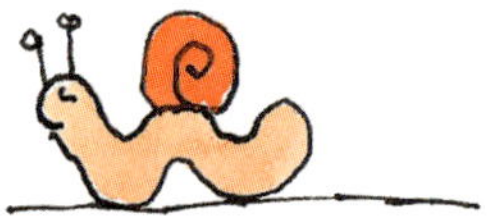

Regt die linke
Gehirnhälfte an

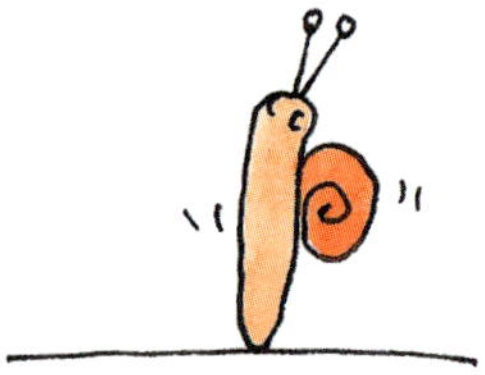

Beseitigt Gleich-
gewichtsstörungen

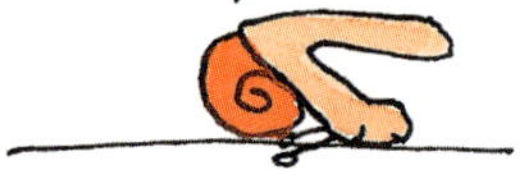

Verhindert
Orangenhaut

T. GAY

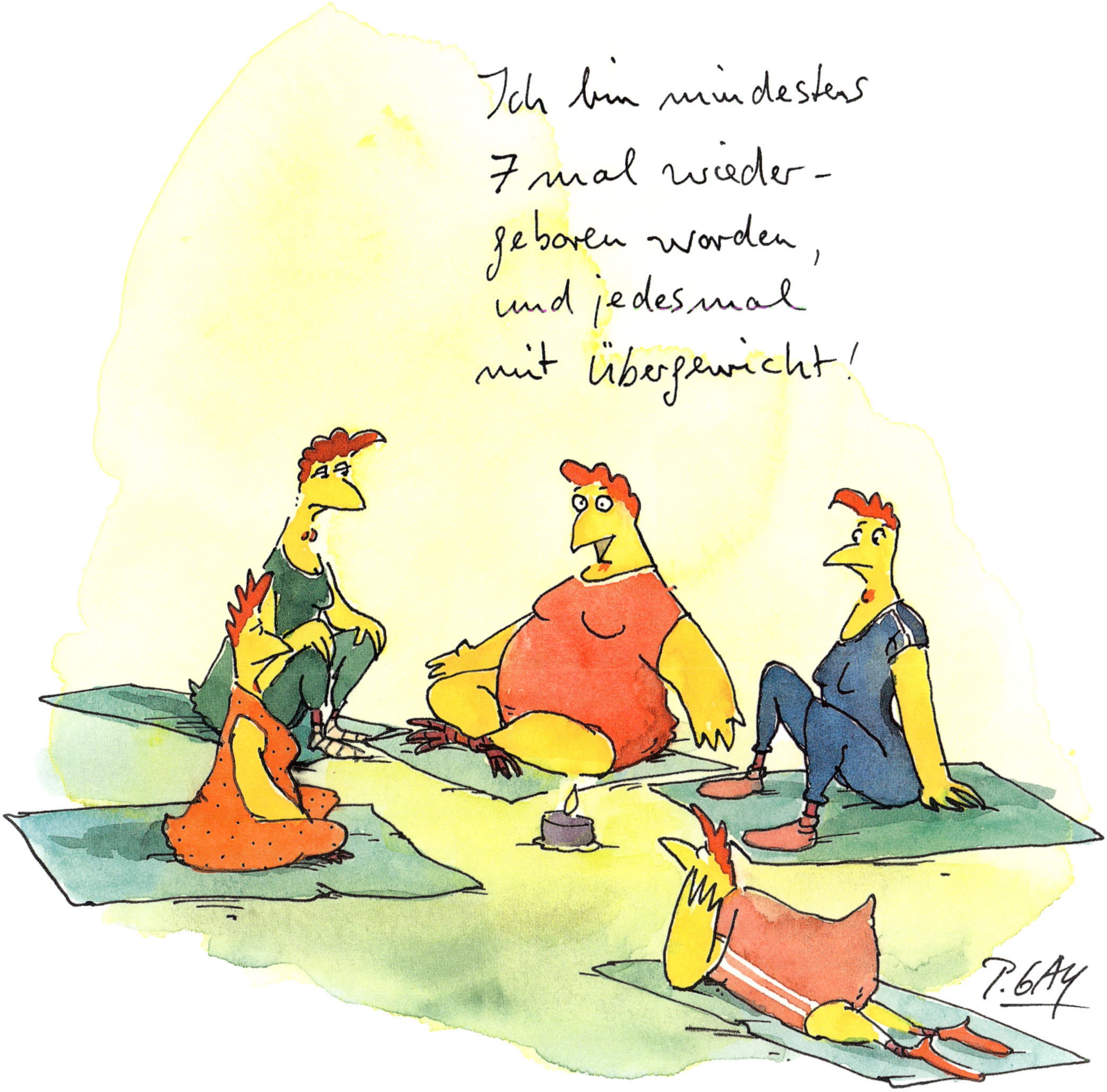
Ich bin mindestens
7 mal wieder-
geboren worden,
und jedesmal
mit Übergewicht!
P. GAY

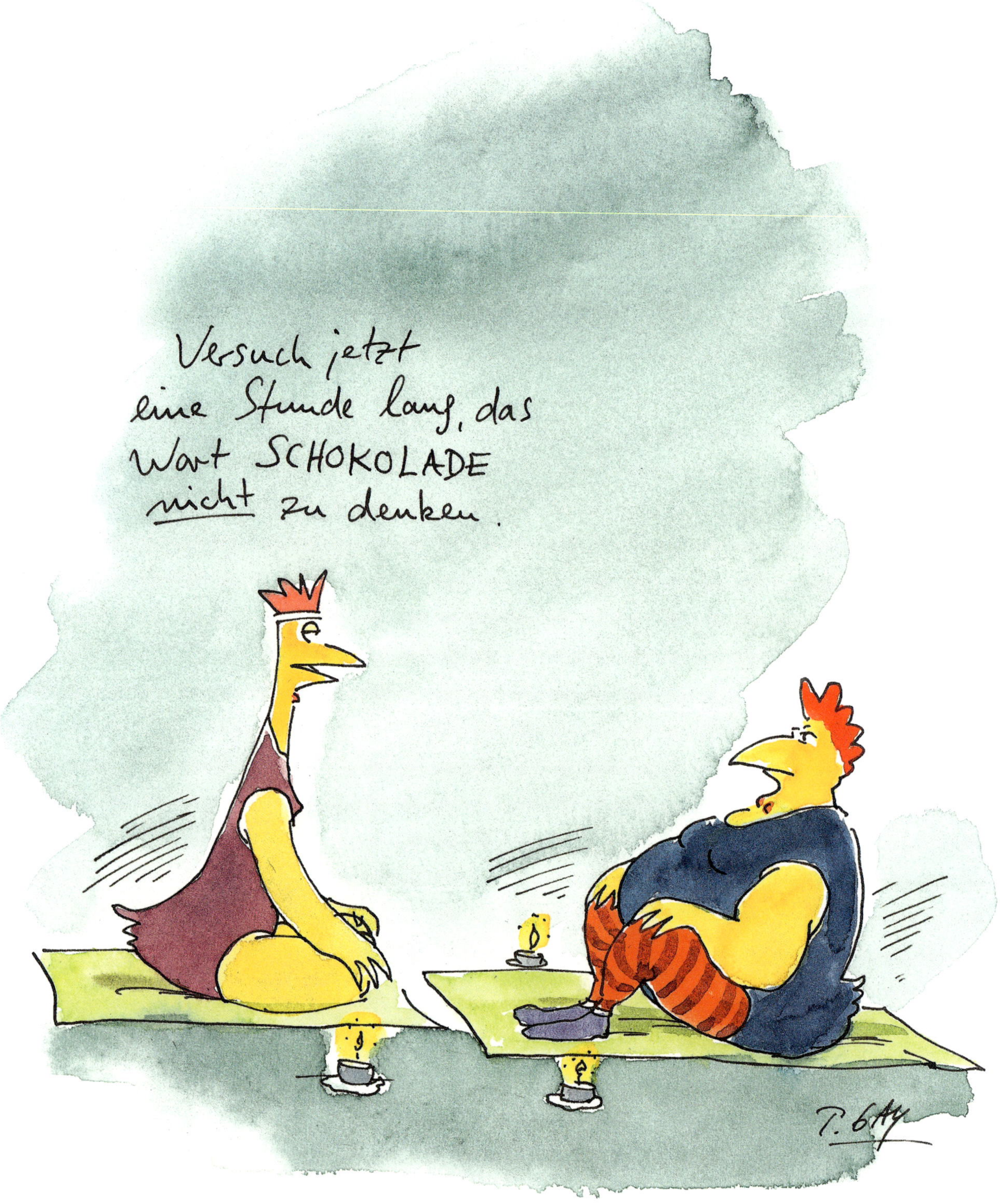
Versuch jetzt
eine Stunde lang, das
Wort SCHOKOLADE
nicht zu denken.
P. GAY

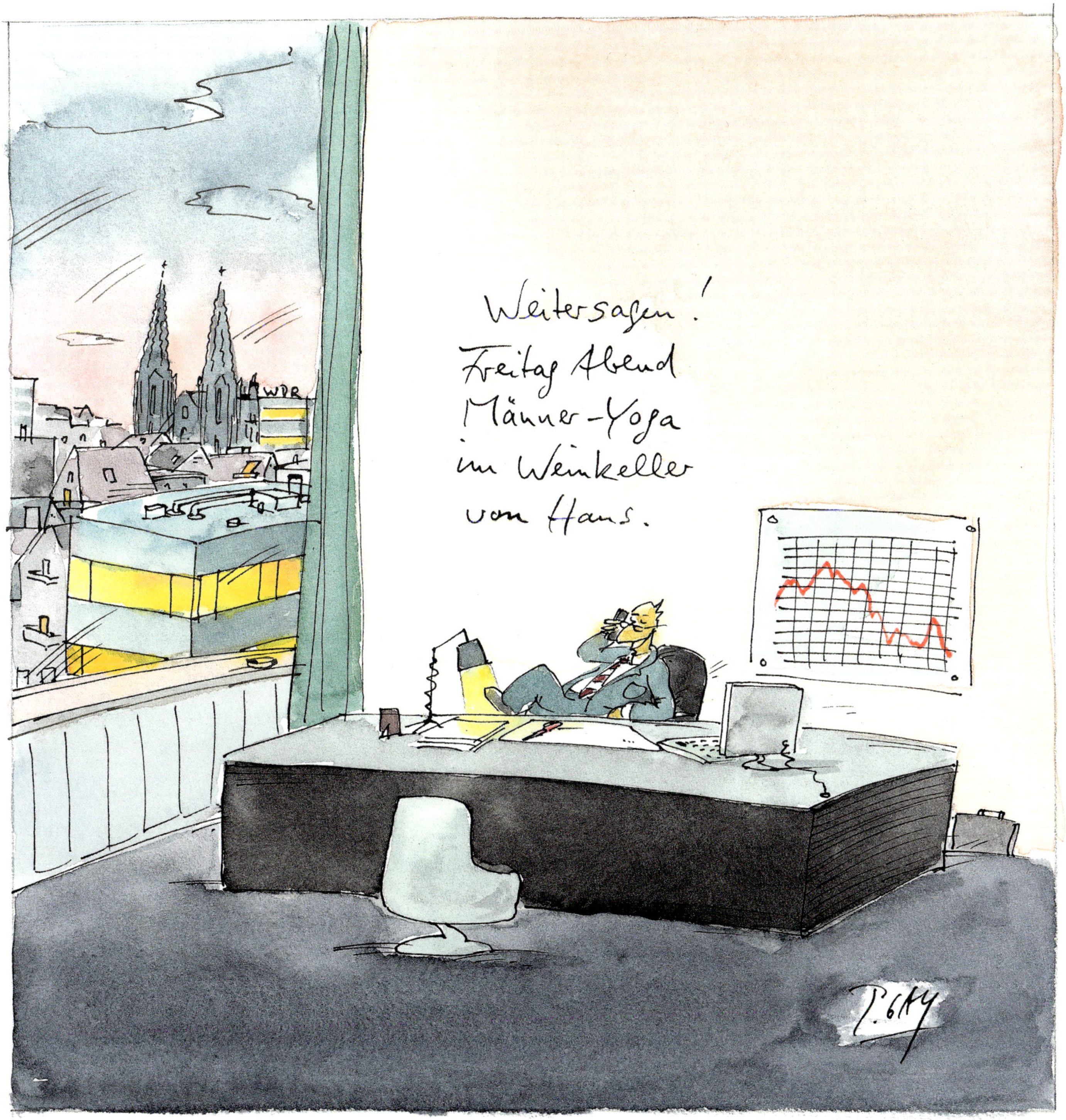
WDR
Weitersagen!
Freitag Abend
Männer-Yoga
im Weinkeller
vom Hans.
P. GAY

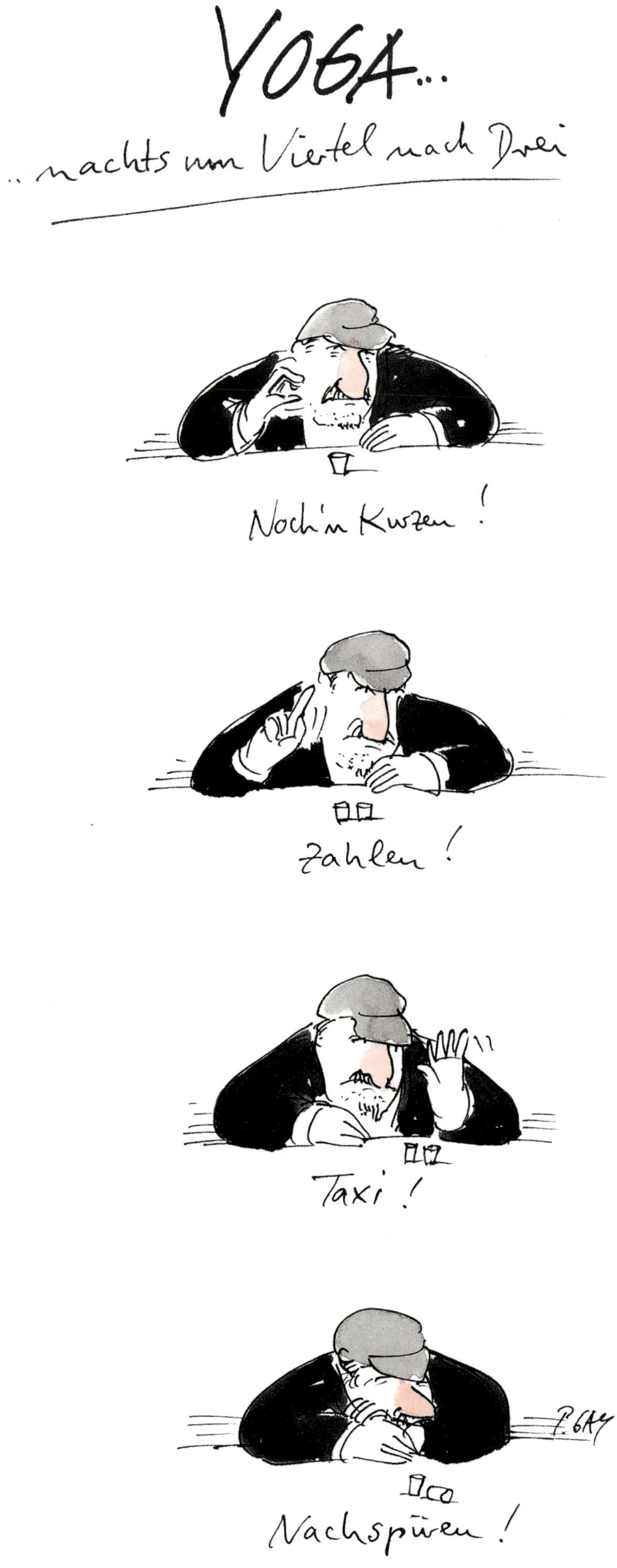
YOGA...
...nachts um Viertel nach Drei
Noch'n Kurzen!
Zahlen!
Taxi!
P. GAY
Nachspüren!

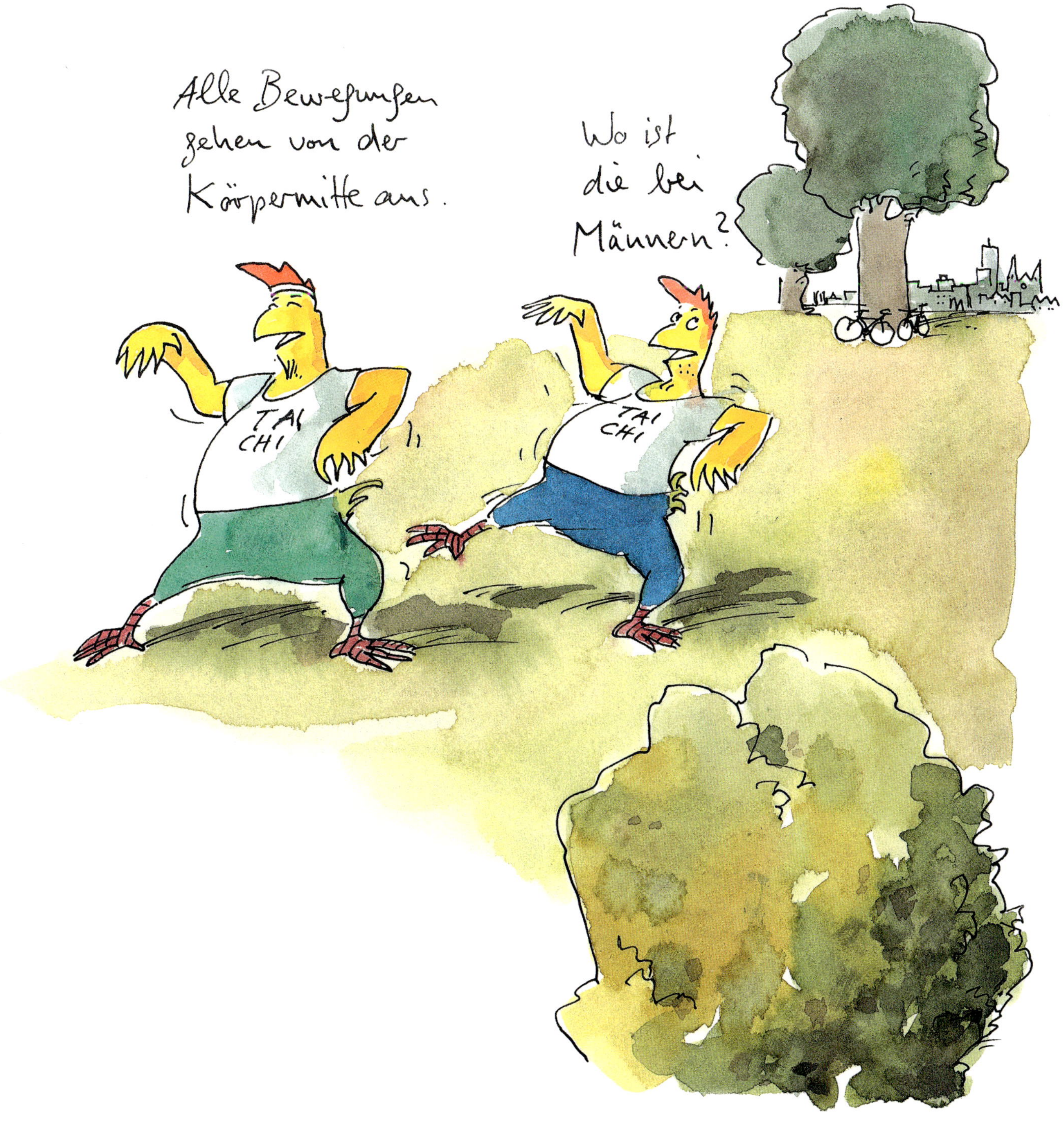
Alle Bewegungen gehen von der Körpermitte aus.
Wo ist die bei Männern?
TAI CHI
TAI CHI

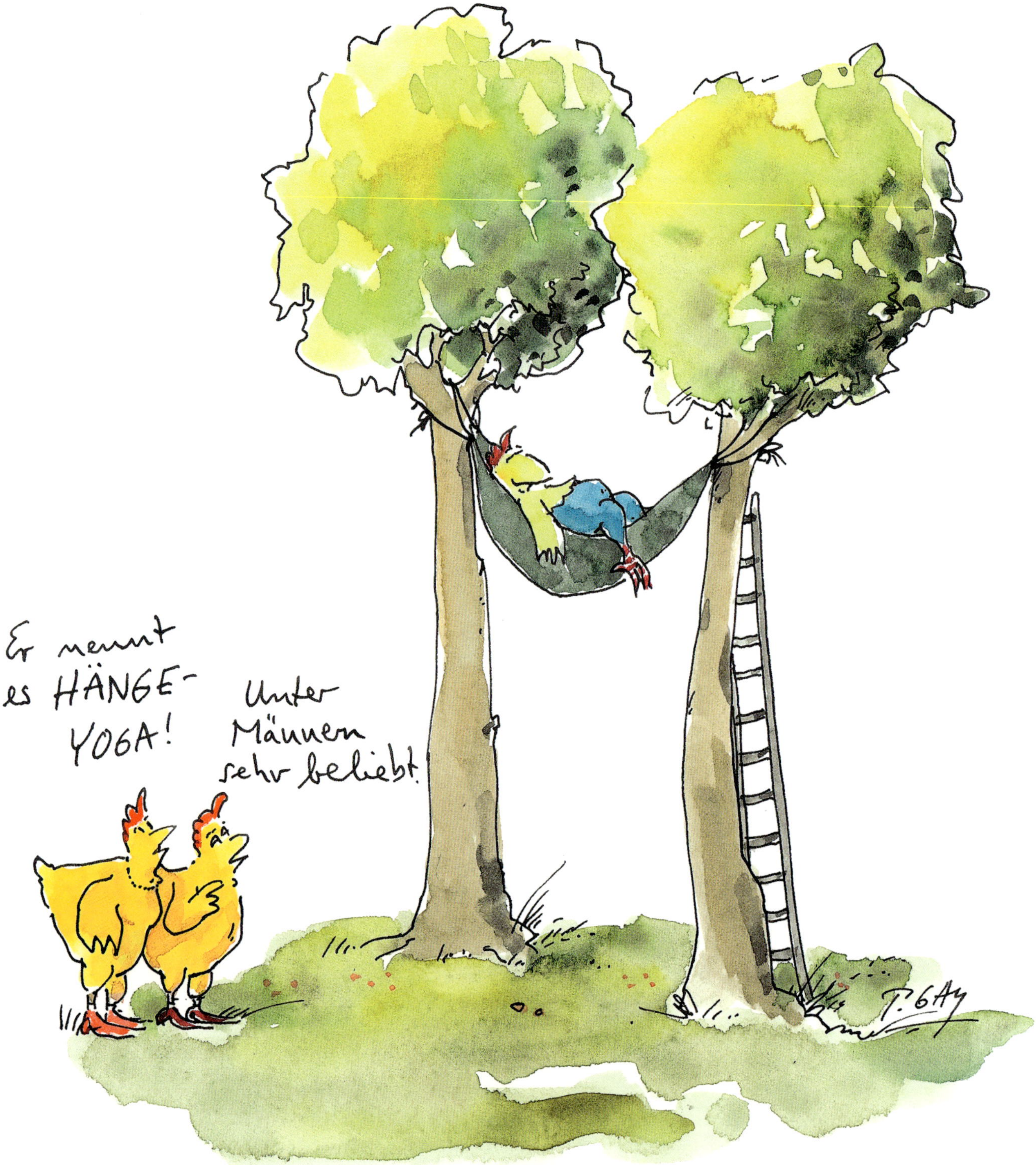
Er nennt es HÄNGE-YOGA!
Unter Männern sehr beliebt.
T. GAY

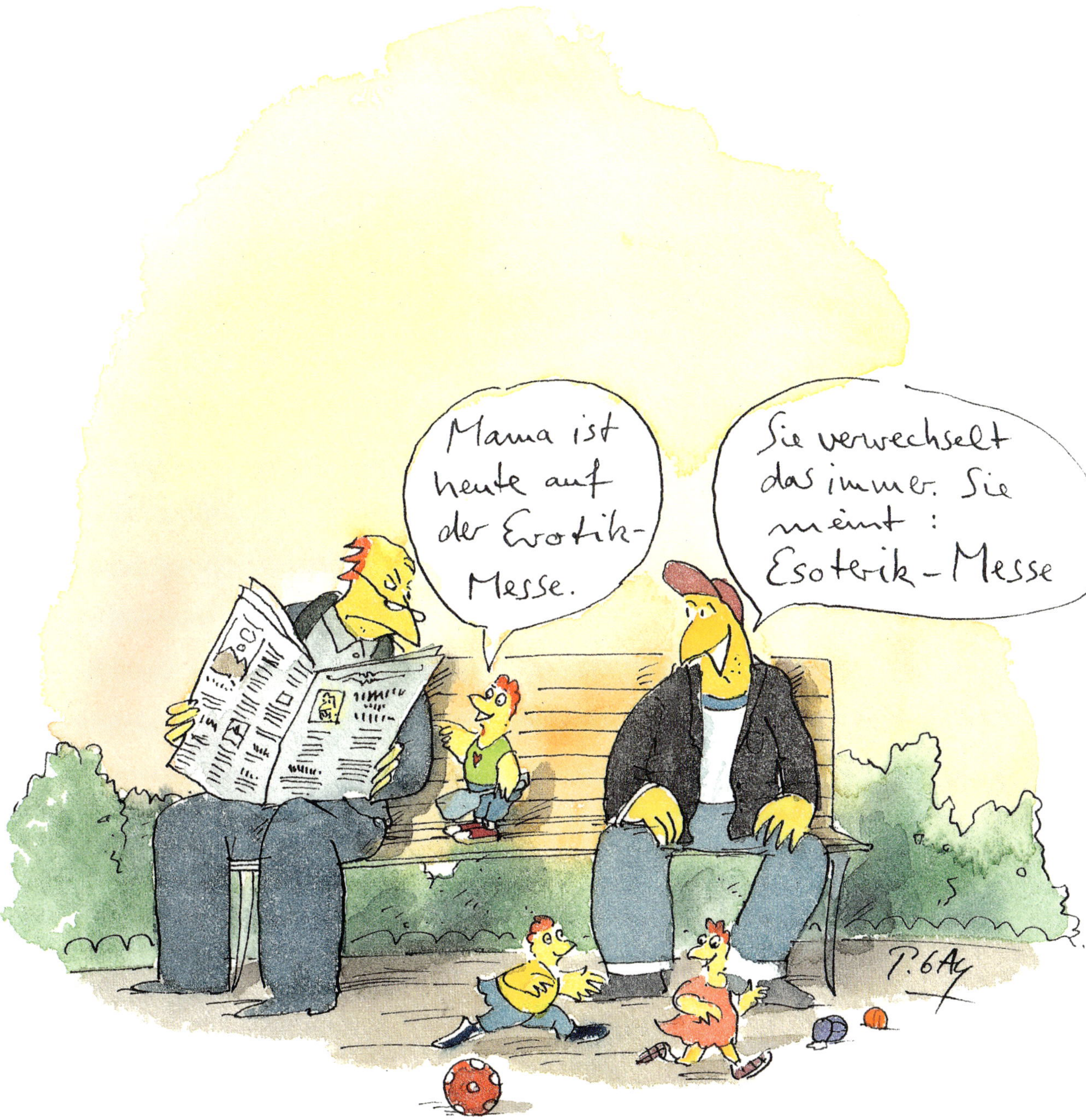
Mama ist heute auf der Erotik-Messe.
Sie verwechselt das immer. Sie meint: Esoterik-Messe
P. GAy

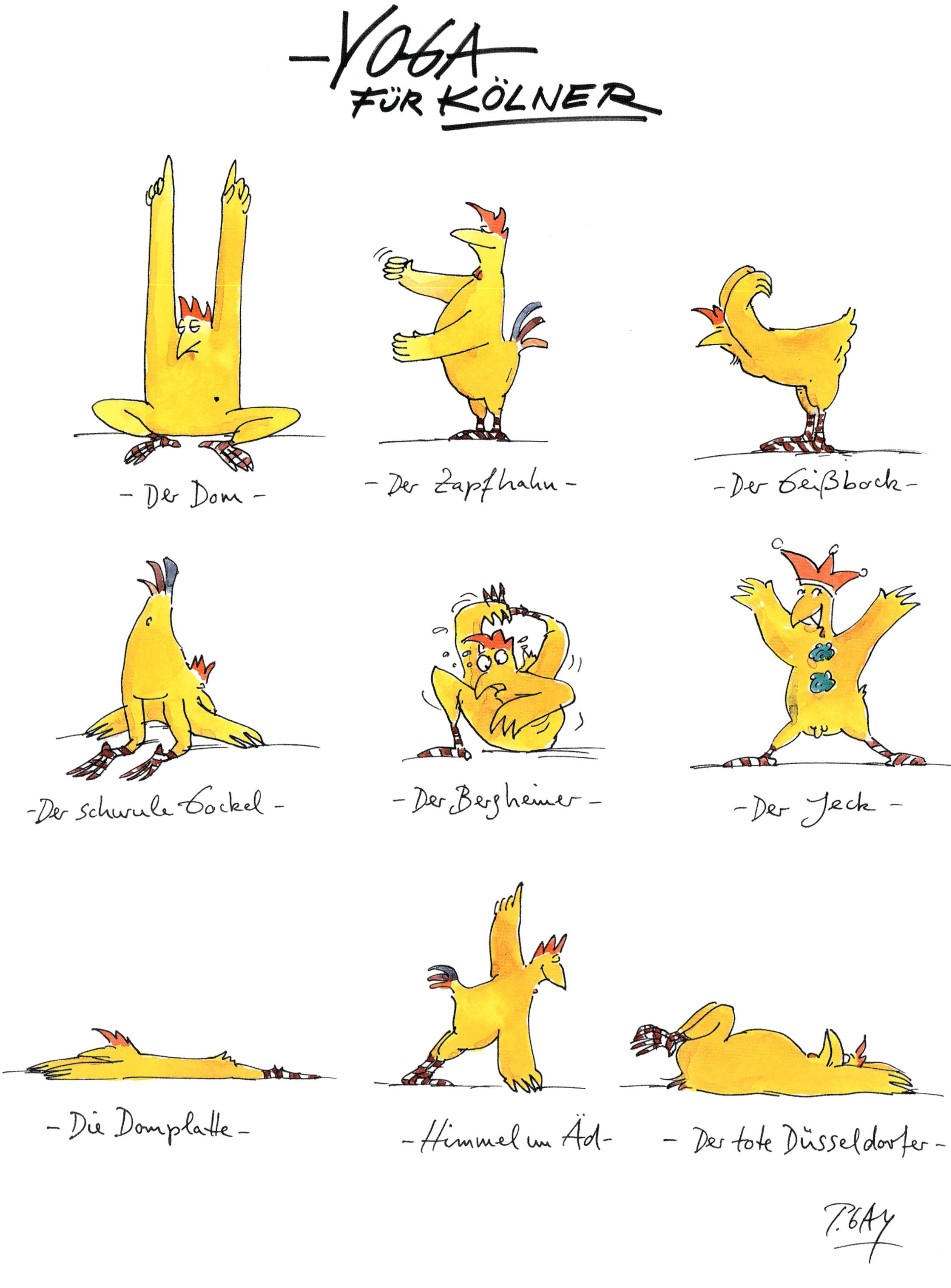
YOGA
FÜR KÖLNER
– Der Dom –
– Der Zapfhahn –
– Der Geißbock –
– Der schwule Gockel –
– Der Bergheimer –
– Der Jeck –
– Die Domplatte –
– Himmel un Äd –
– Der tote Düsseldorfer –
P. GAY

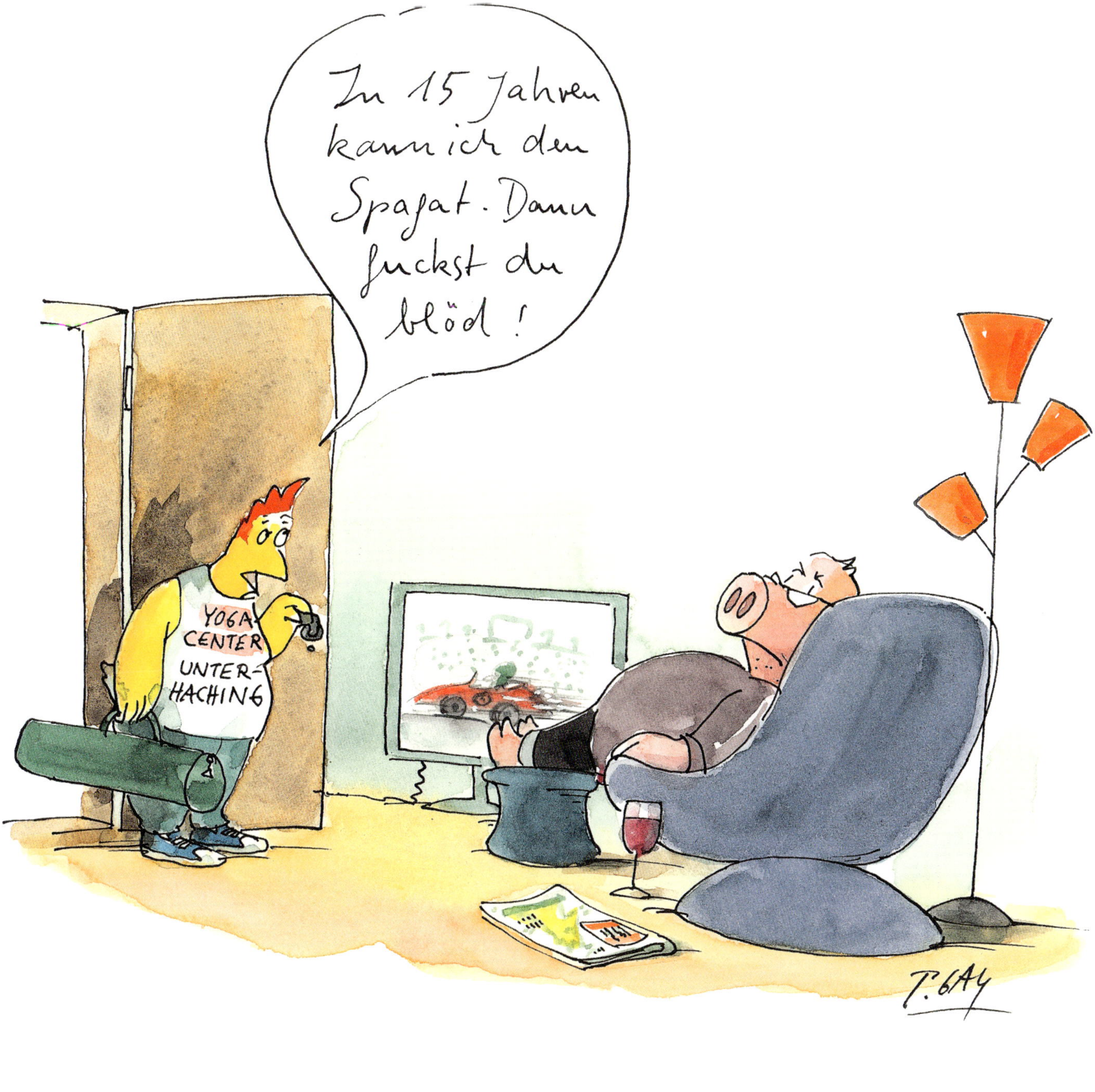

In 15 Jahren kann ich den Spagat. Dann guckst du blöd!
YOGA CENTER UNTER-HACHING
T. GAY

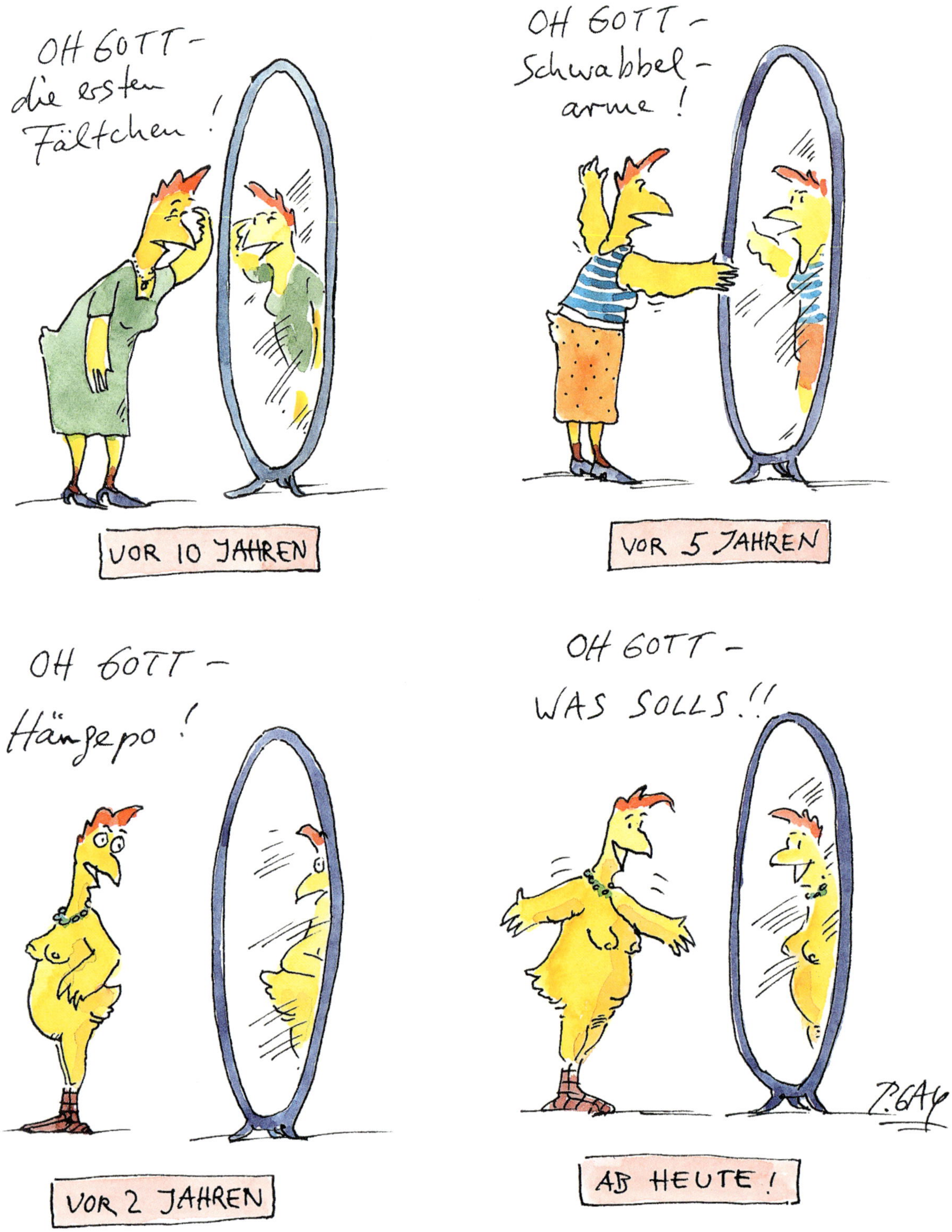
OH GOTT - die ersten Fältchen!
VOR 10 JAHREN
OH GOTT - Schwabbelarme!
VOR 5 JAHREN
OH GOTT - Hängepo!
VOR 2 JAHREN
OH GOTT - WAS SOLLS!!
AB HEUTE!
P. GAY

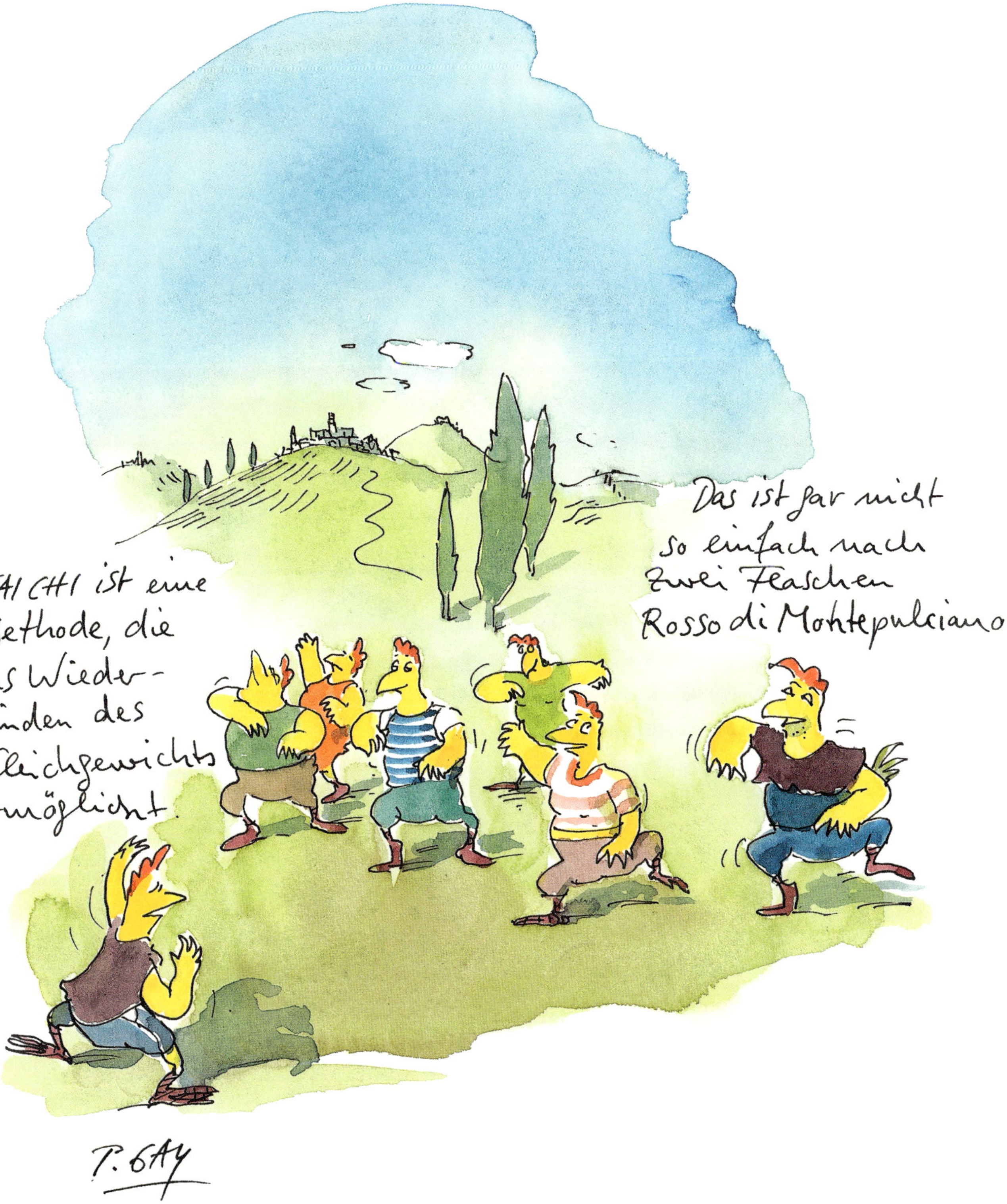

TAI CHI ist eine Methode, die das Wiederfinden des Gleichgewichts ermöglicht.
Das ist gar nicht so einfach nach zwei Flaschen Rosso di Montepulciano
P. GAY

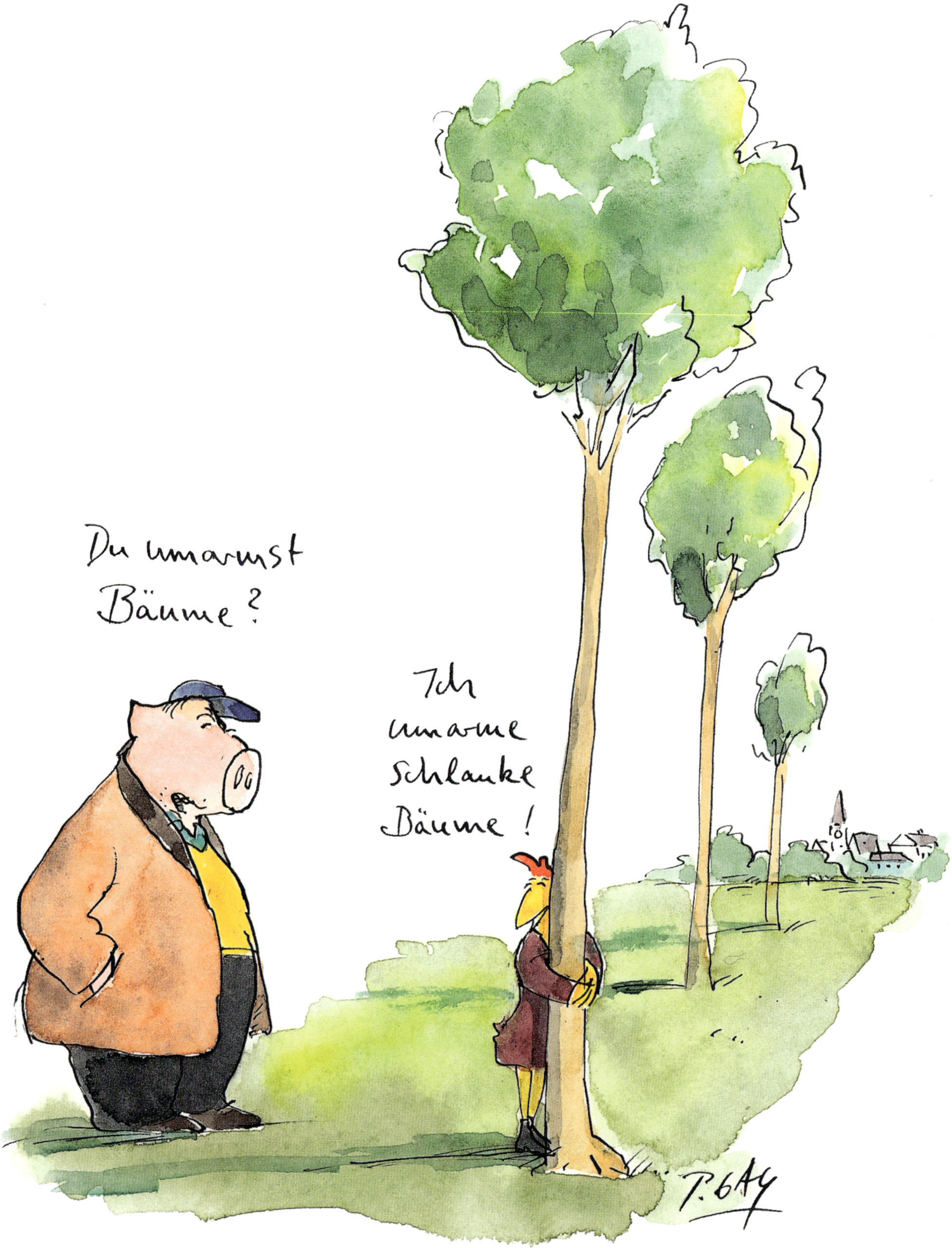
Du umarmst Bäume?
Ich umarme schlanke Bäume!
P. GAY

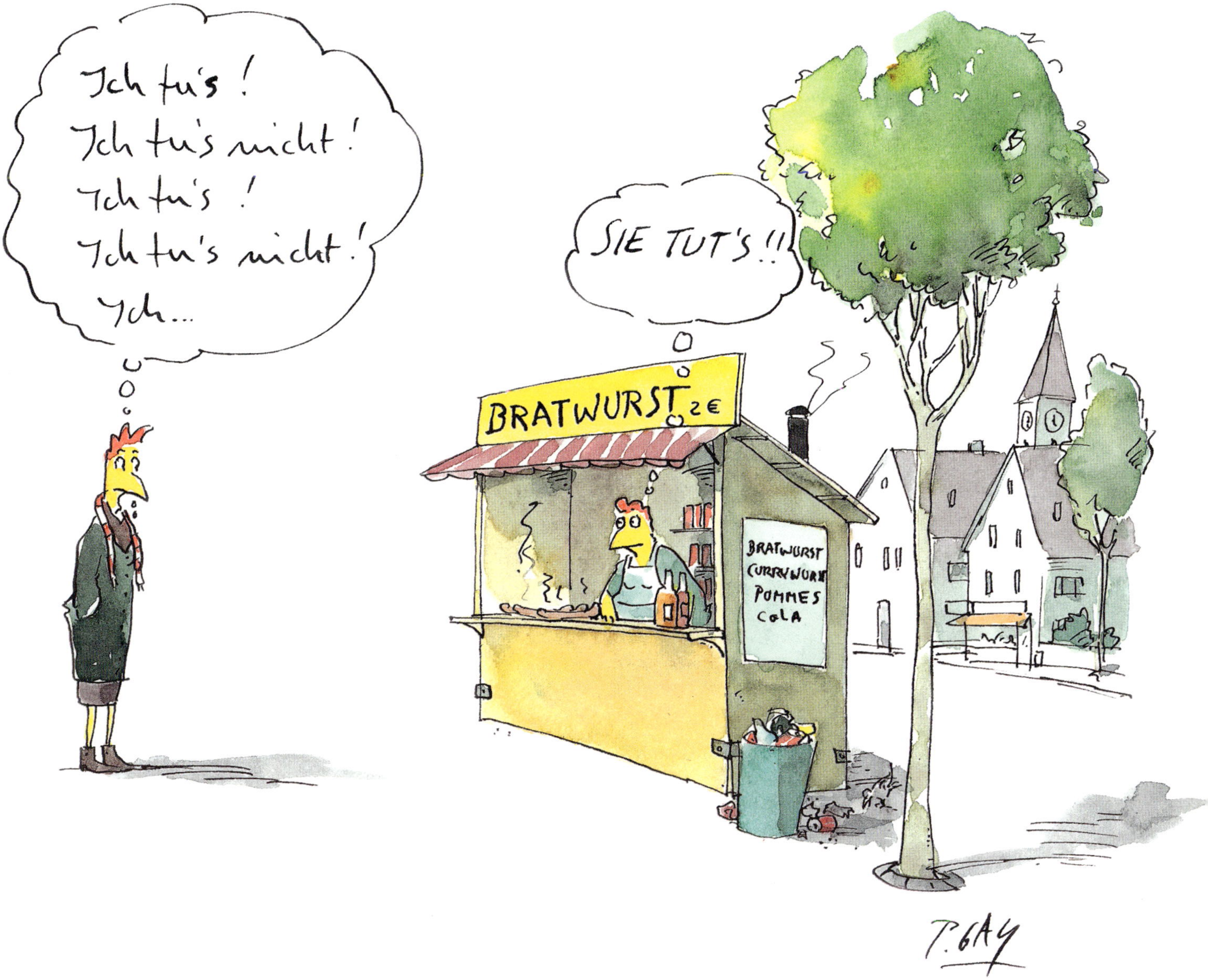
Ich tu's!
Ich tu's nicht!
Ich tu's!
Ich tu's nicht!
Ich...
SIE TUT'S!!
BRATWURST 2€
BRATWURST
CURRYWURST
POMMES
COLA
P. GAY

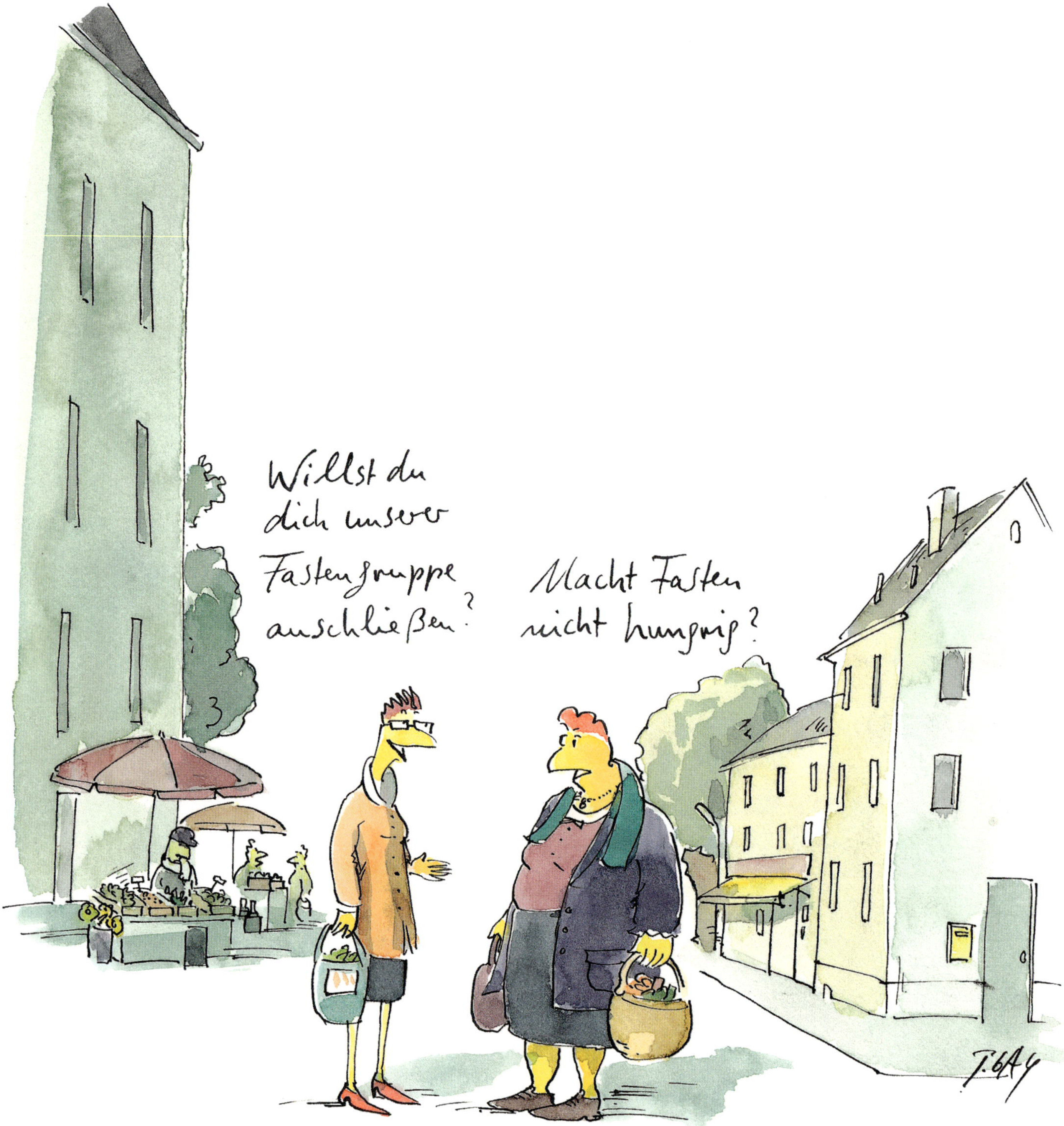
Willst du dich unserer Fastengruppe anschließen?
Macht Fasten nicht hungrig?
T.GAY

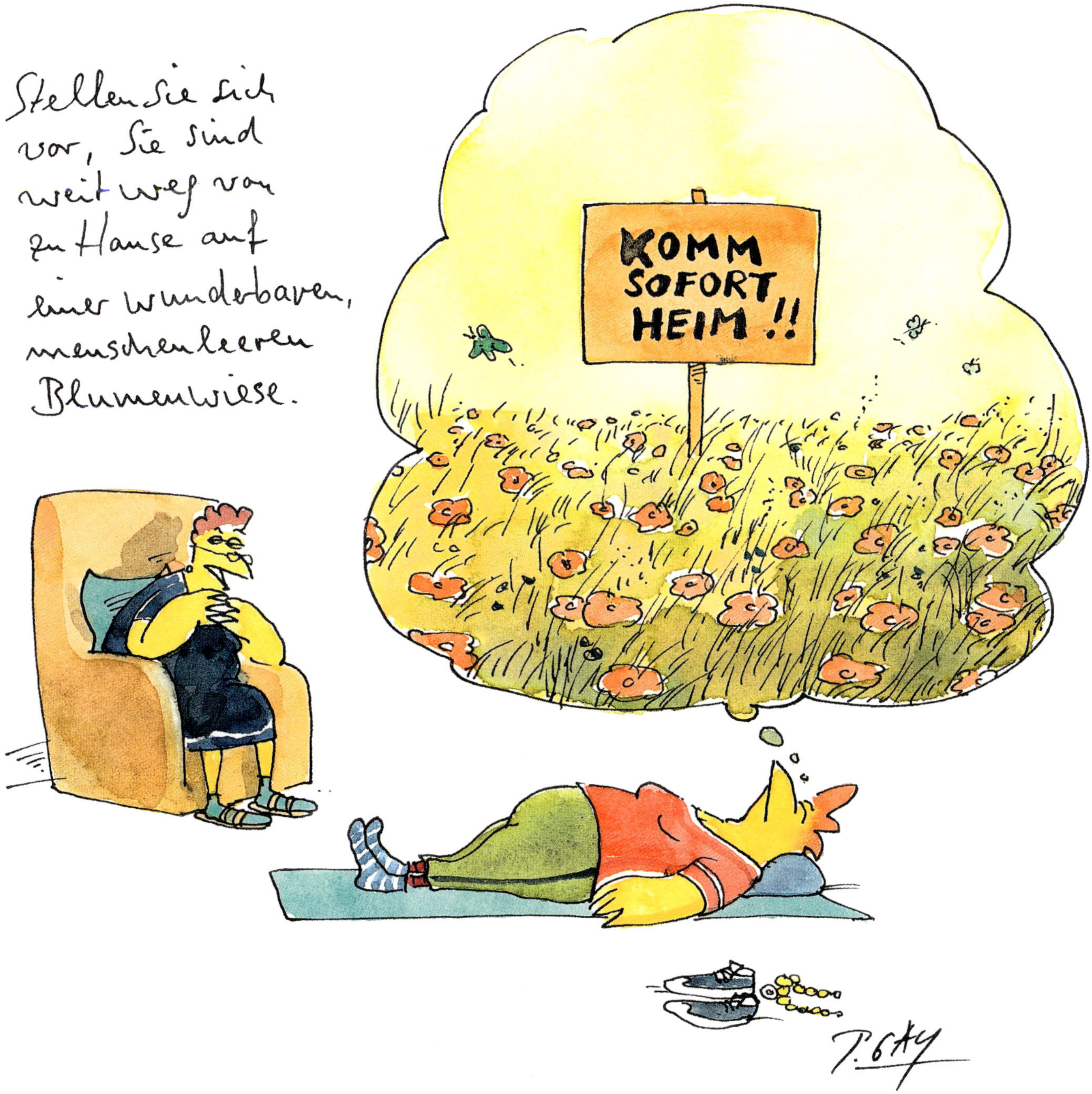
Stellen Sie sich vor, Sie sind weit weg von zu Hause auf einer wunderbaren, menschenleeren Blumenwiese.
KOMM SOFORT HEIM !!
P. GAY

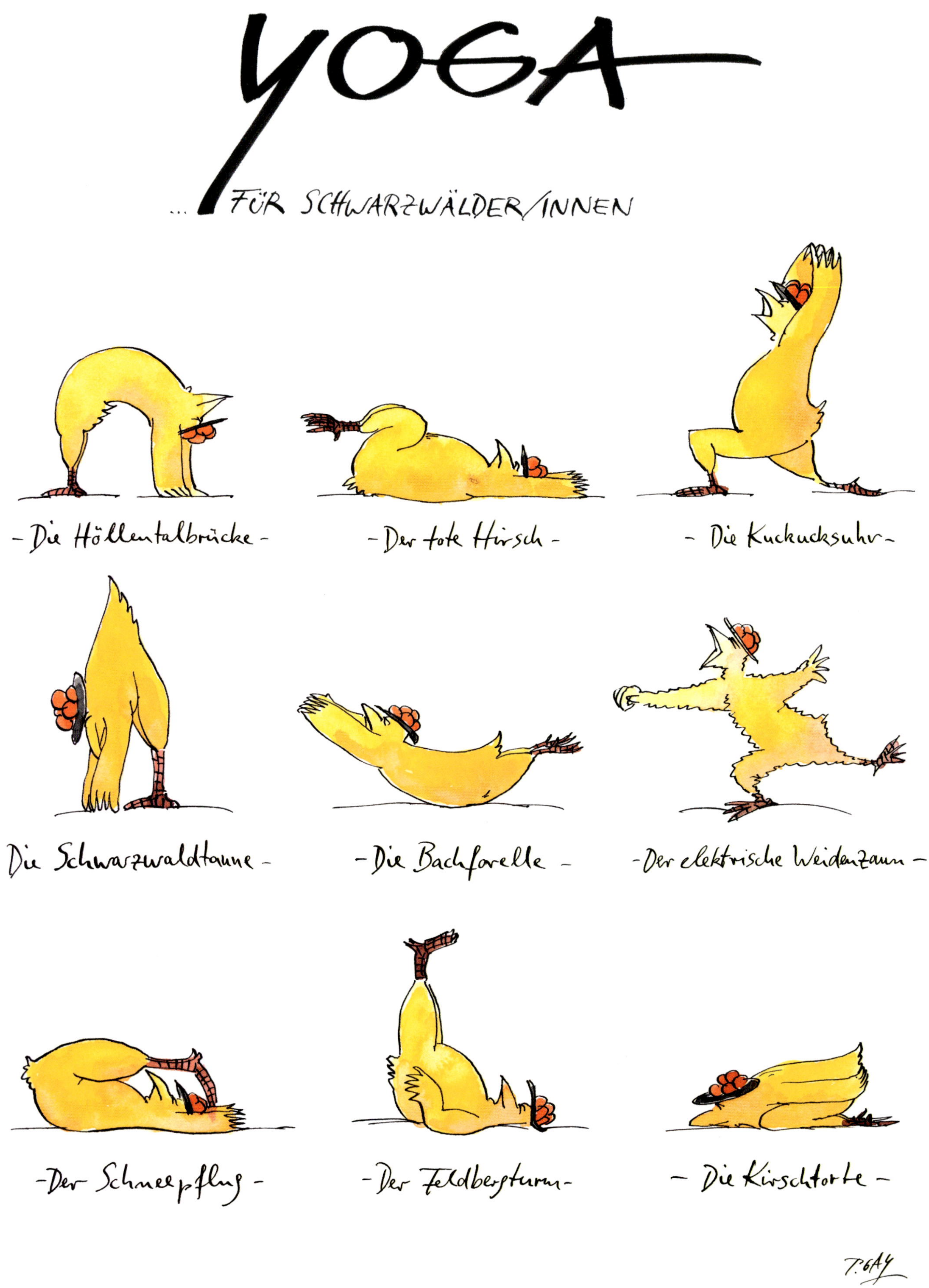
YOGA
... FÜR SCHWARZWÄLDER/INNEN
- Die Höllentalbrücke -
- Der tote Hirsch -
- Die Kuckucksuhr -
Die Schwarzwaldtanne -
- Die Bachforelle -
- Der elektrische Weidenzaun -
- Der Schneepflug -
- Der Feldbergturm -
- Die Kirschtorte -
P. GAY

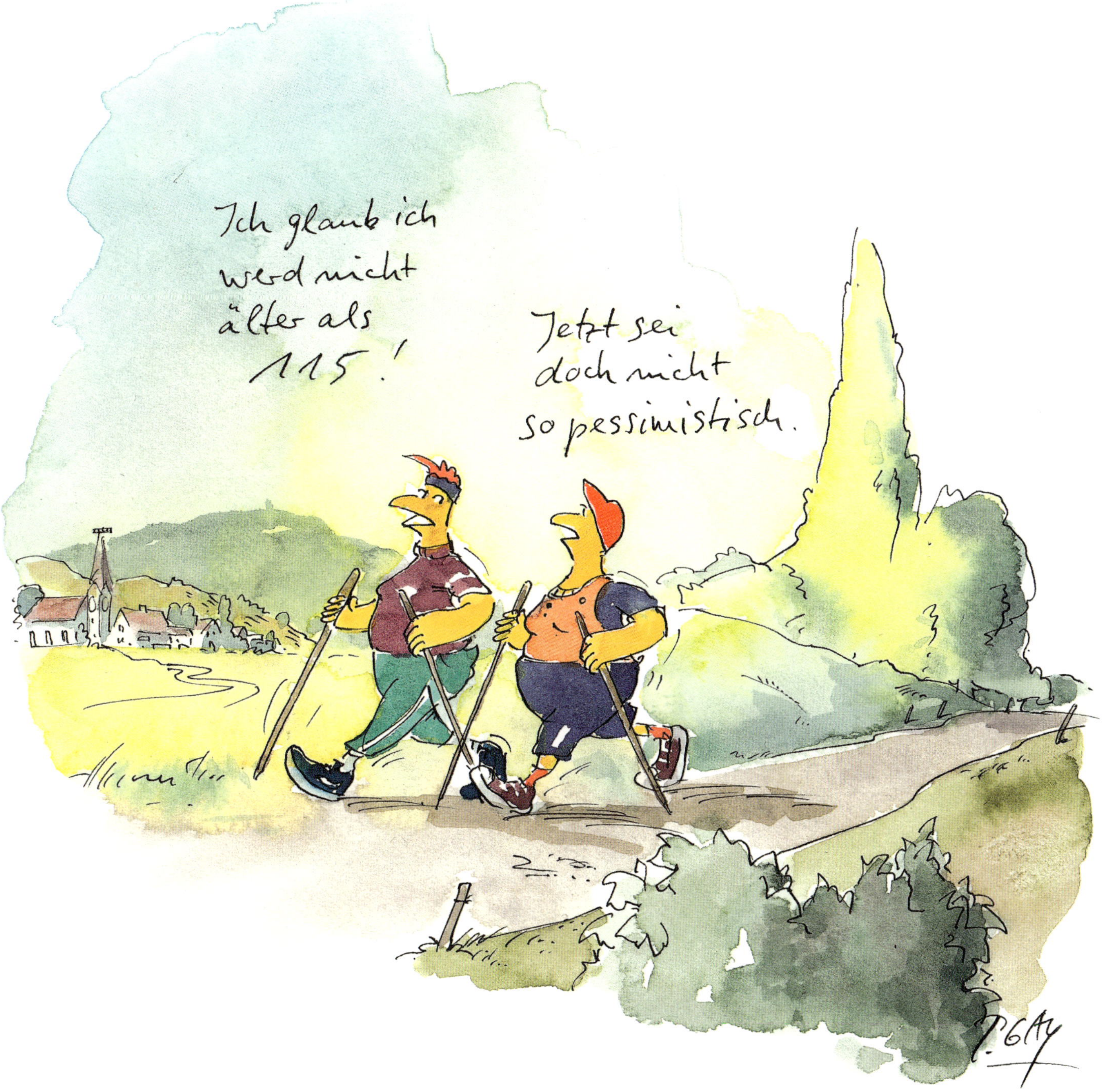
Ich glaub ich werd nicht älter als 115!
Jetzt sei doch nicht so pessimistisch.
P. GAY

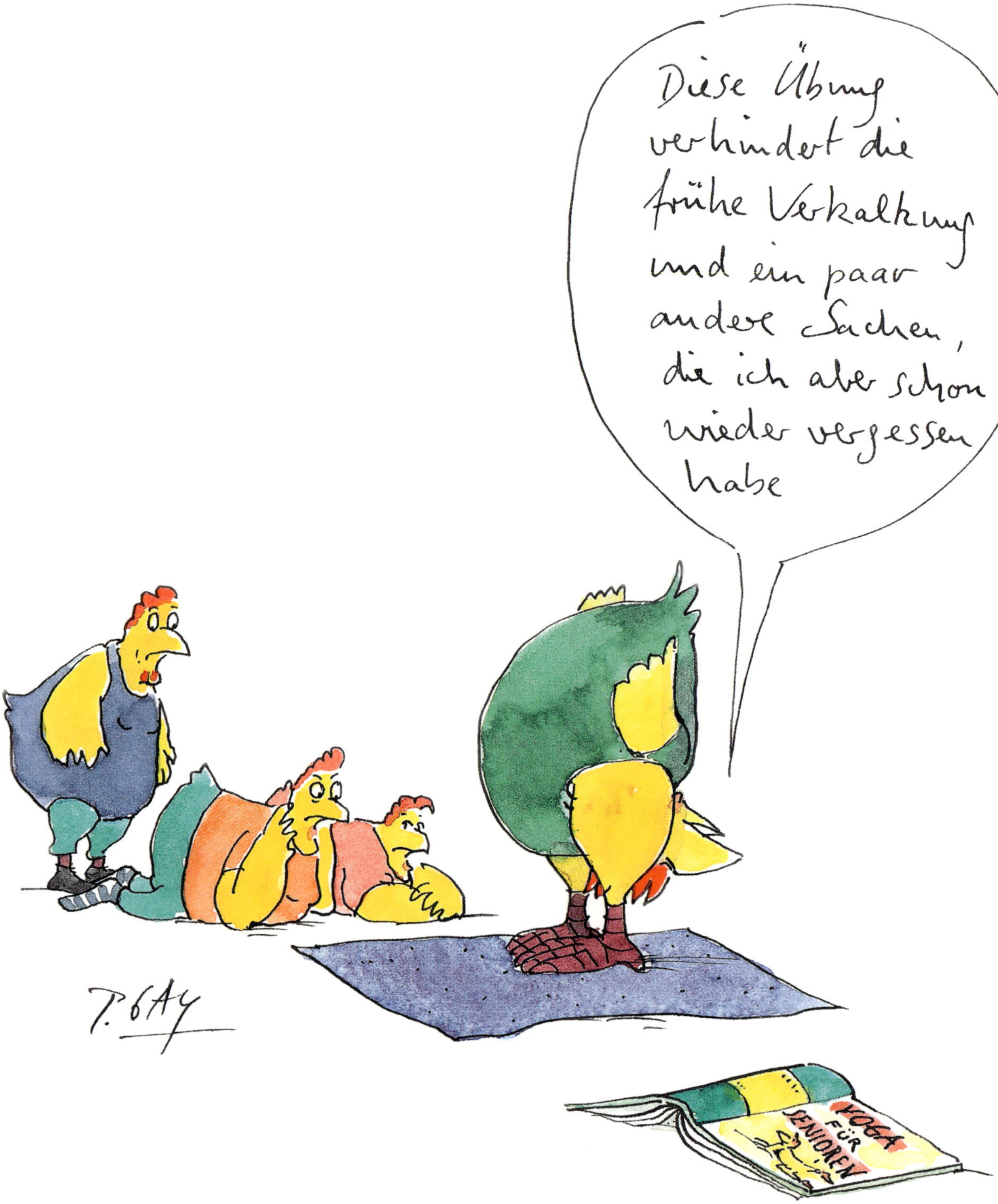
Diese Übung verhindert die frühe Verkalkung und ein paar andere Sachen, die ich aber schon wieder vergessen habe
YOGA FÜR SENIOREN
P. GAY

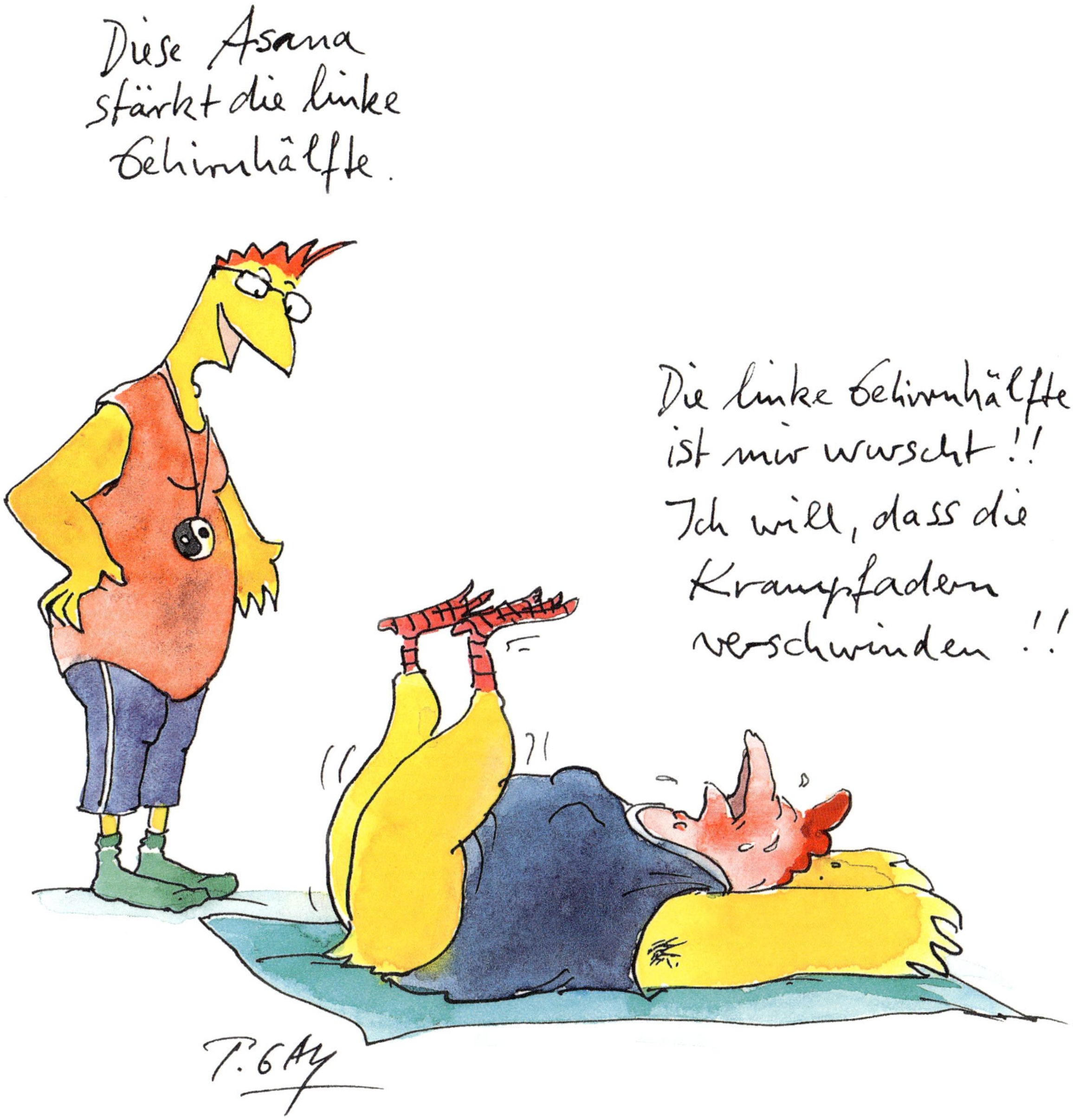
Diese Asana stärkt die linke Gehirnhälfte.
Die linke Gehirnhälfte ist mir wurscht!! Ich will, dass die Krampfadern verschwinden!!
T. GAY

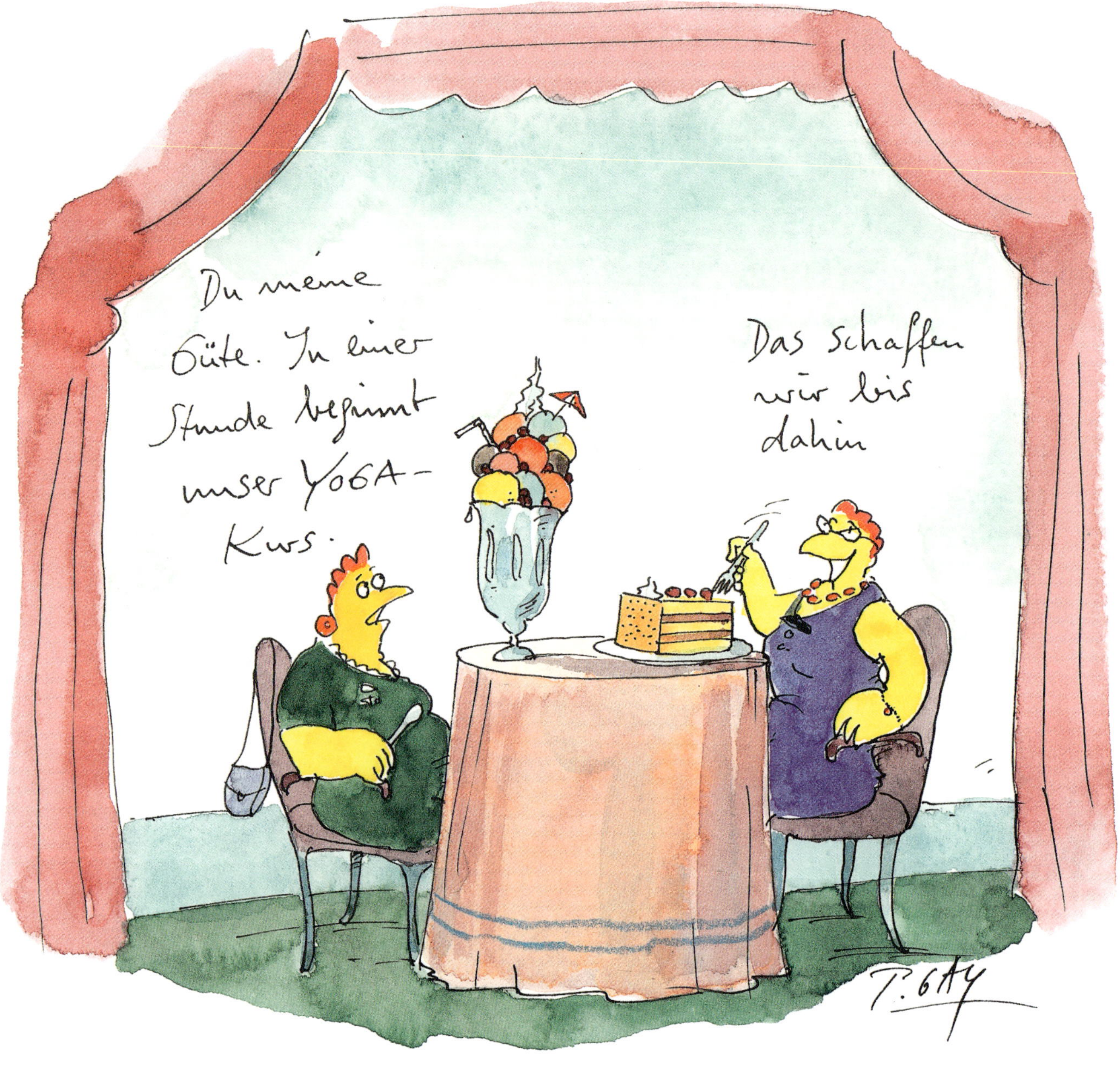
Du meine Güte. In einer Stunde beginnt unser YOGA-Kurs.
Das schaffen wir bis dahin
P. GAY

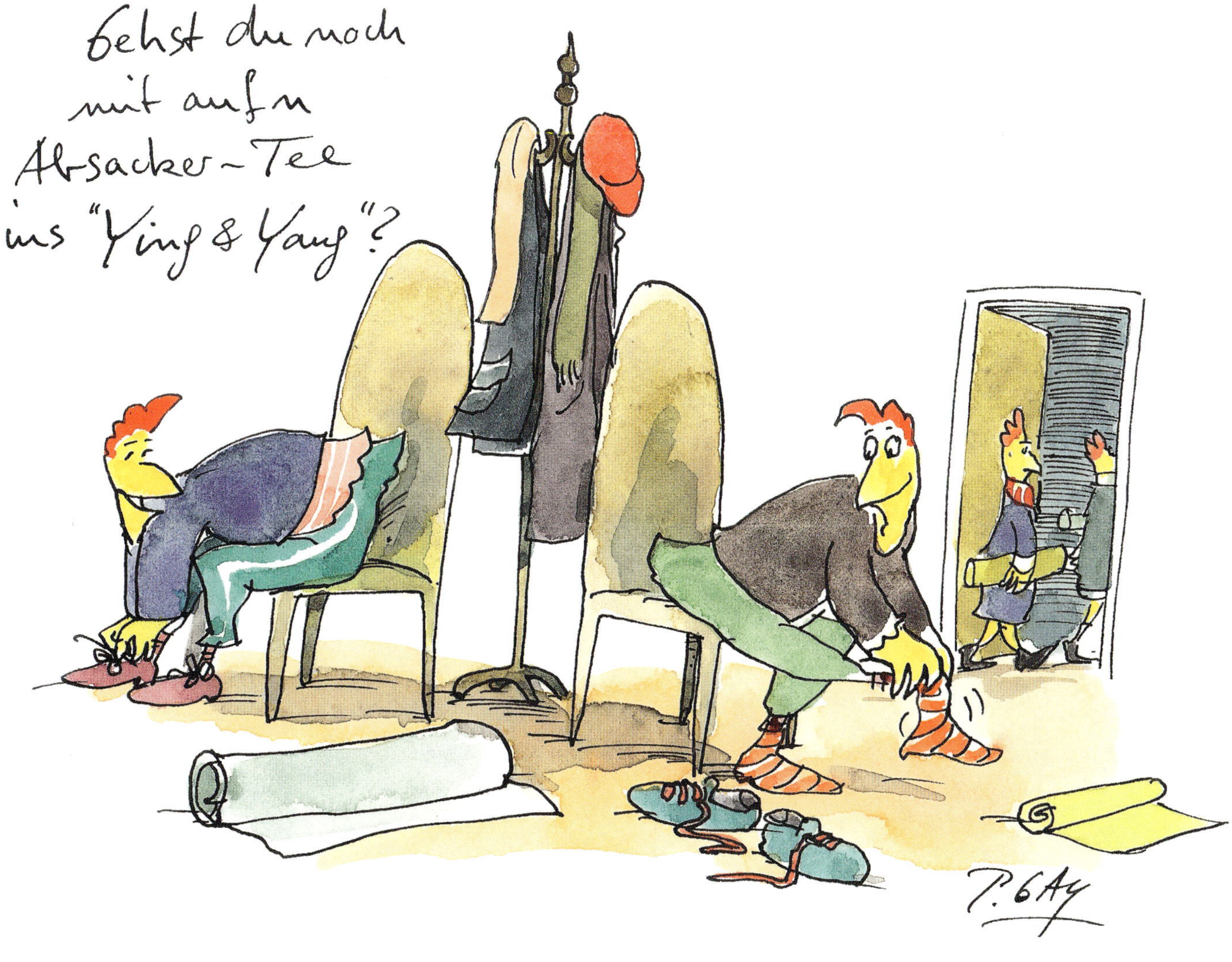
Gehst du noch
mit auf'n
Absacker-Tee
ins "Ying & Yang"?
P. GAY

Wir werden jetzt auch den Kopf in die Übung mit einbeziehen: In welchem Land liegt die Schweinebucht?

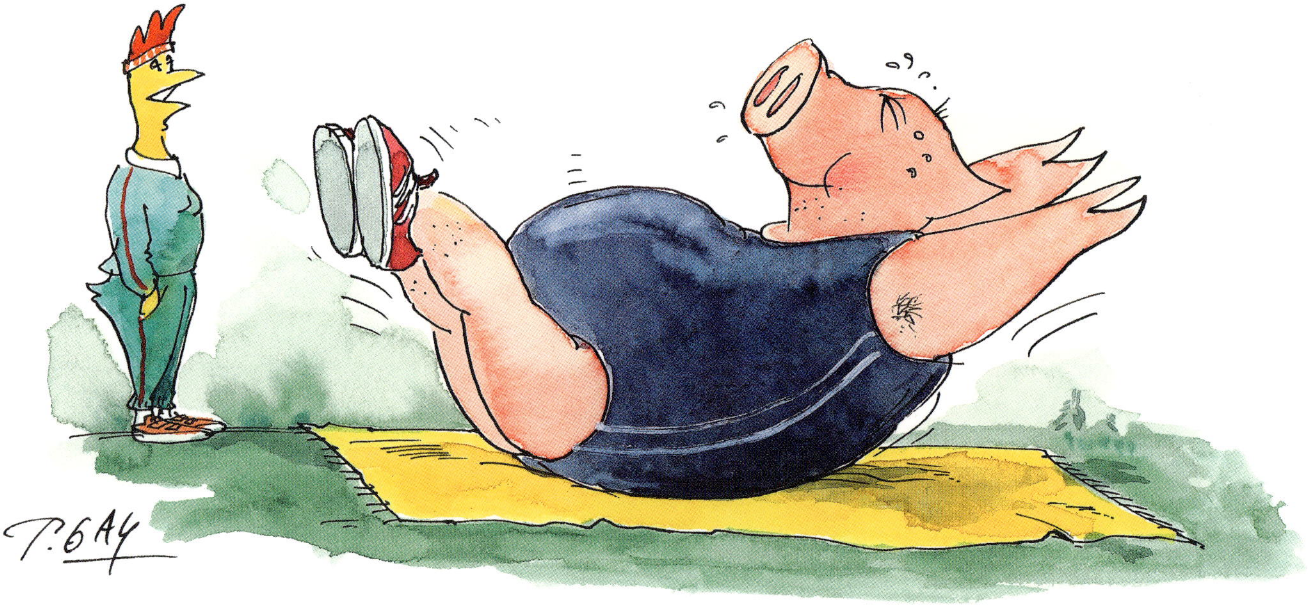

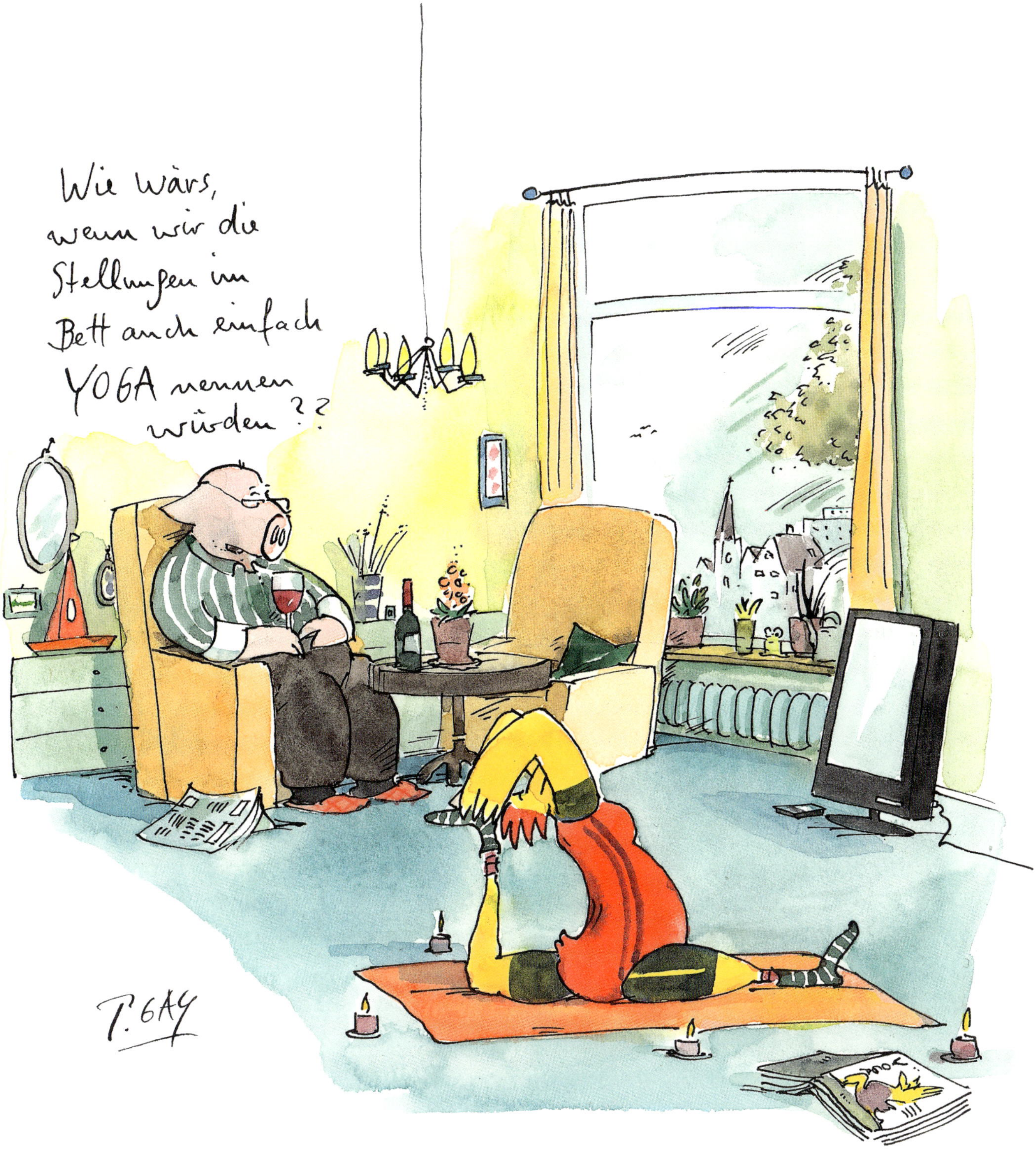
Wie wärs, wenn wir die Stellungen im Bett auch einfach YOGA nennen würden??
T. GAY

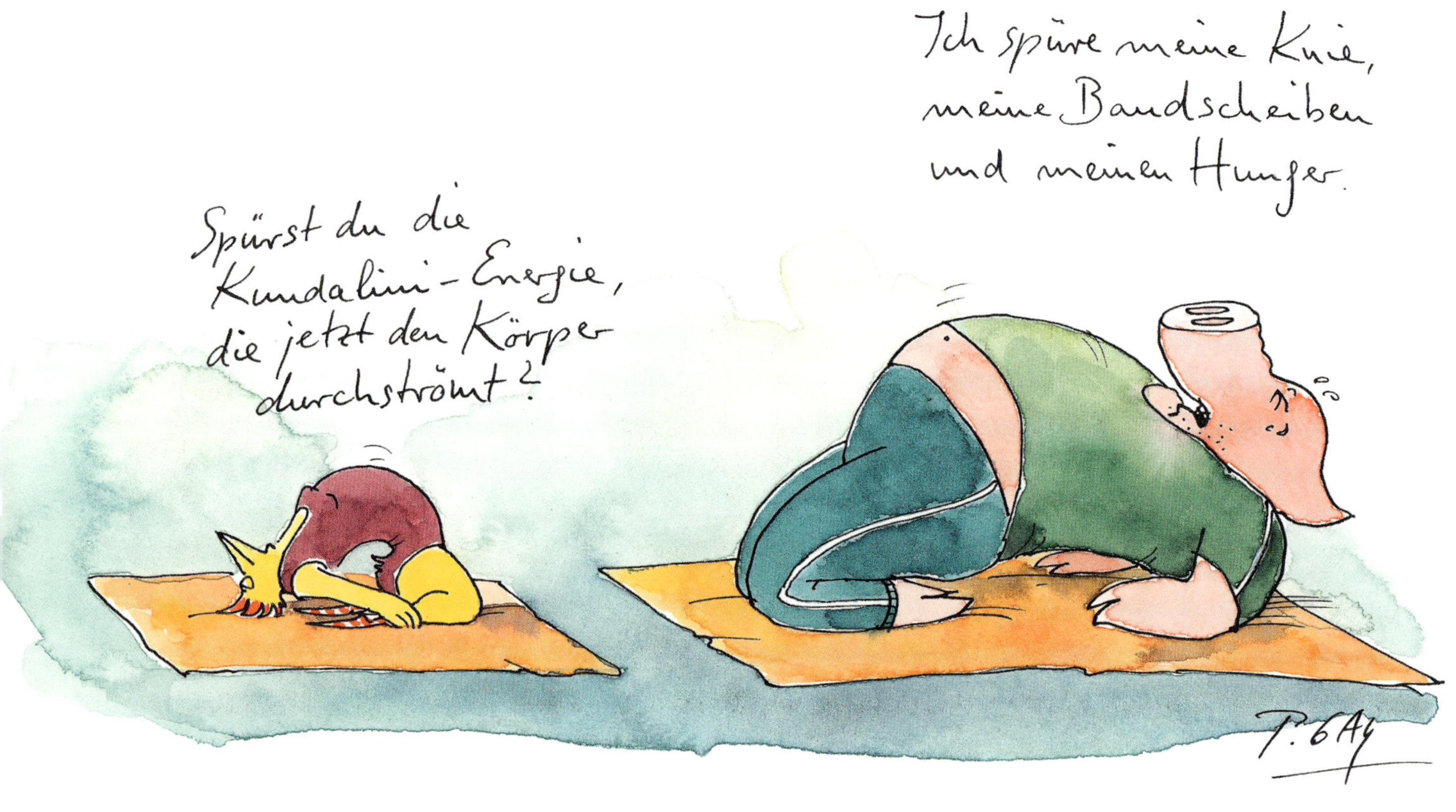
Spürst du die Kundalini-Energie, die jetzt den Körper durchströmt?
Ich spüre meine Knie, meine Bandscheiben und meinen Hunger.
P. GAY

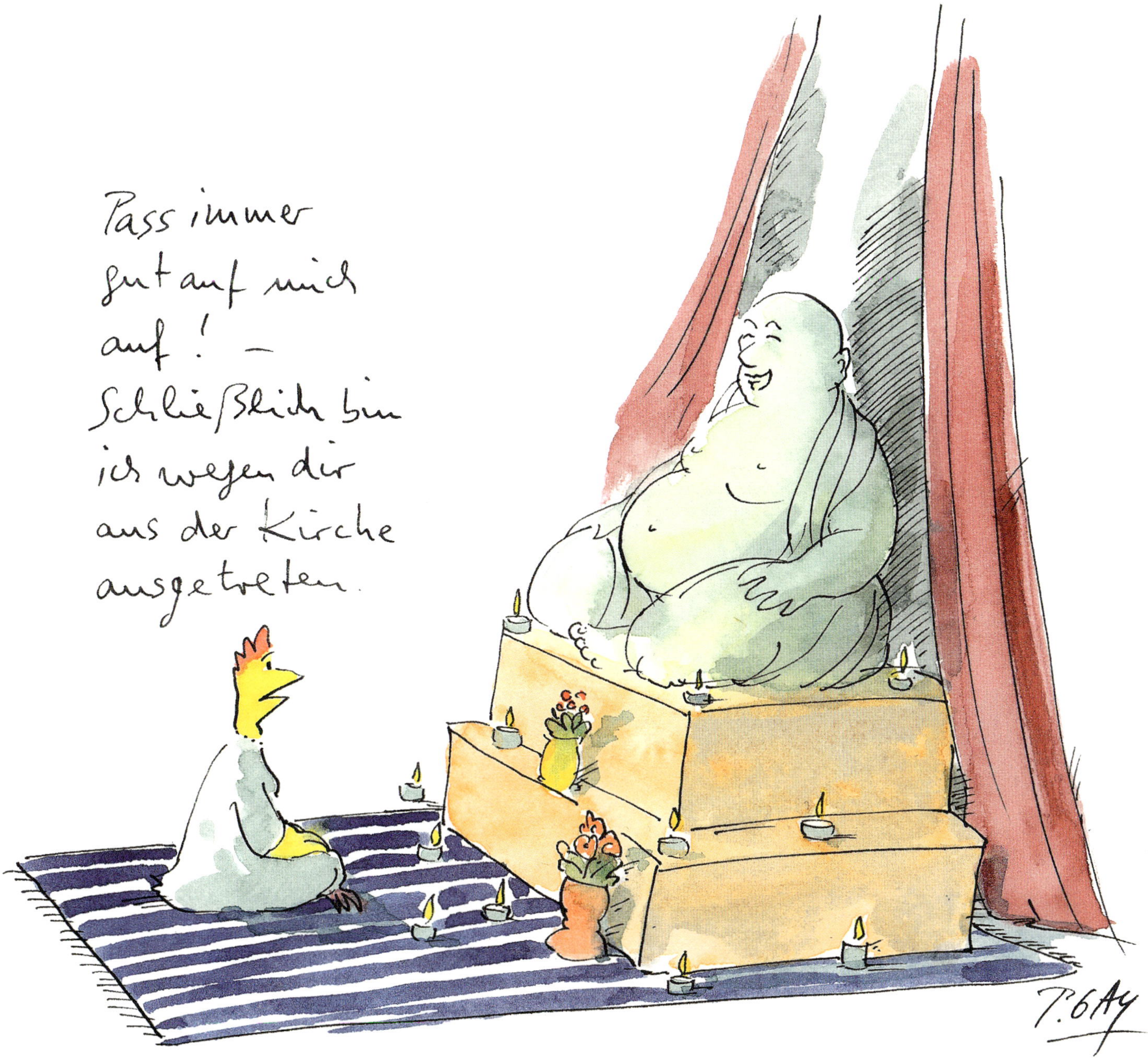
Pass immer gut auf mich auf! – Schließlich bin ich wegen dir aus der Kirche ausgetreten.
P.GAY

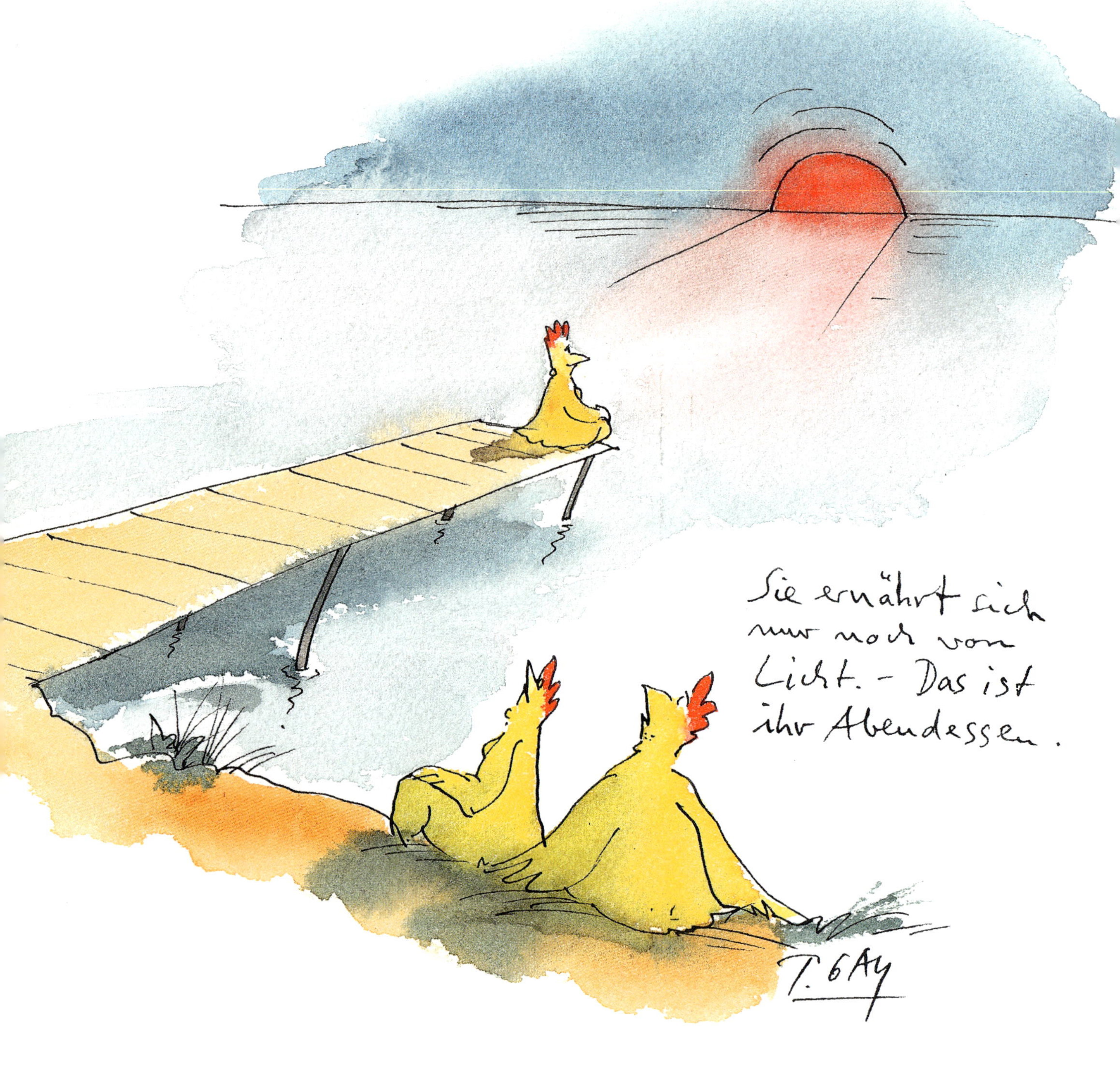
Sie ernährt sich nur noch von Licht. – Das ist ihr Abendessen.
T. GAY

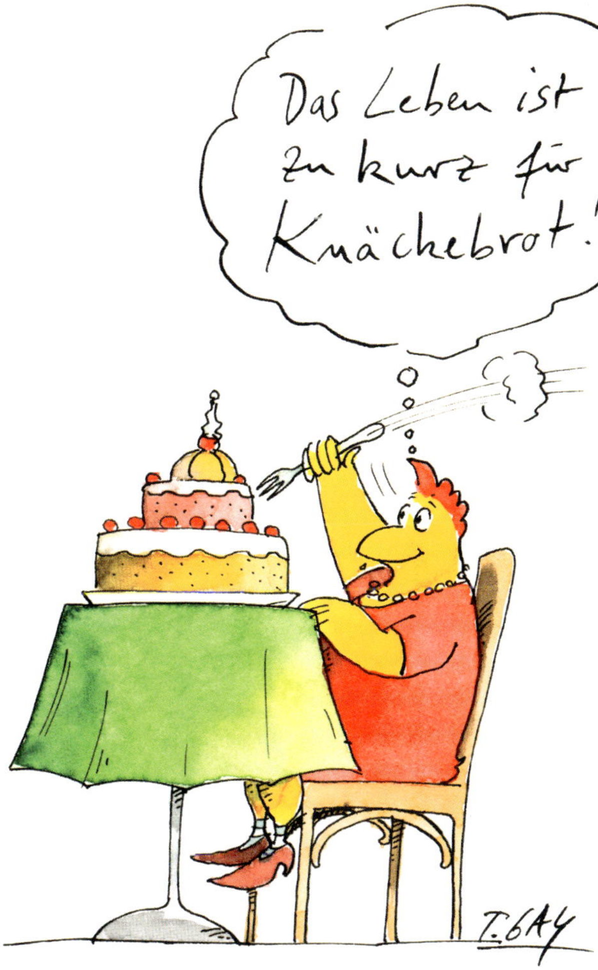

Verlagsgruppe Random House FSC® N001967
Das für dieses Buch verwendete FSC®-zertifizierte Papier *Hello Fat Matt 1,1*
liefert Condat, Le Lardin Saint-Lazare, Frankreich.

2. Auflage

Umschlagillustration: Peter Gaymann
Umschlaggestaltung: WILD AT ART, Andrea Schmidt, München
Illustrationen: Peter Gaymann
Artwork und Gestaltung: WILD AT ART, Andrea Schmidt, München
Reproduktion: Lorenz & Zeller, Inning a. A.
Druck und Bindung: Mohn Media GmbH, Gütersloh
Printed in Germany
ISBN: 978-3-442-39230-8

www.mosaik-verlag.de

Mehr von Peter Gaymann:

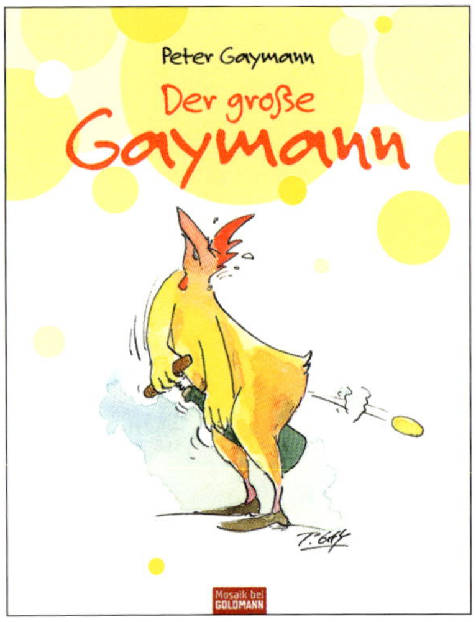

Peter Gaymann
Der große Gaymann
ISBN 978-3-442-39189-9

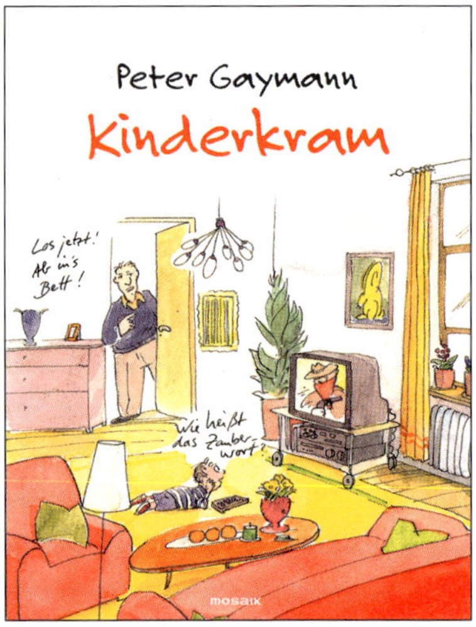

Peter Gaymann
Kinderkram
ISBN 978-3-442-39191-2

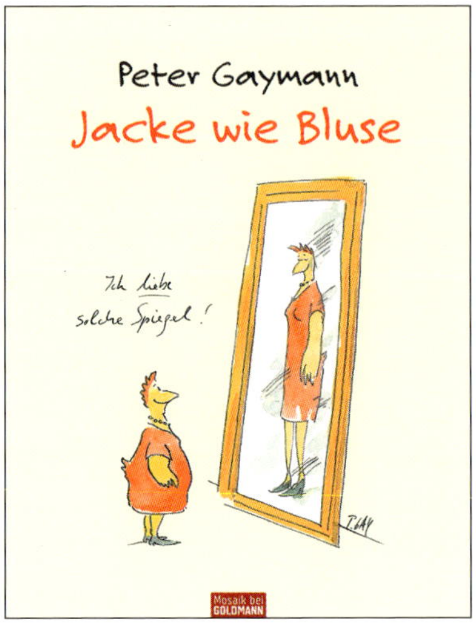

Peter Gaymann
Jacke wie Bluse
ISBN 978-3-442-39182-0

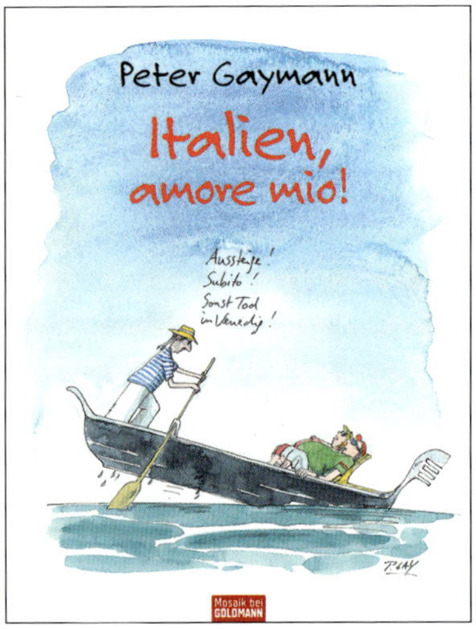

Peter Gaymann
Italien, amore mio!
ISBN 978-3-442-39138-7

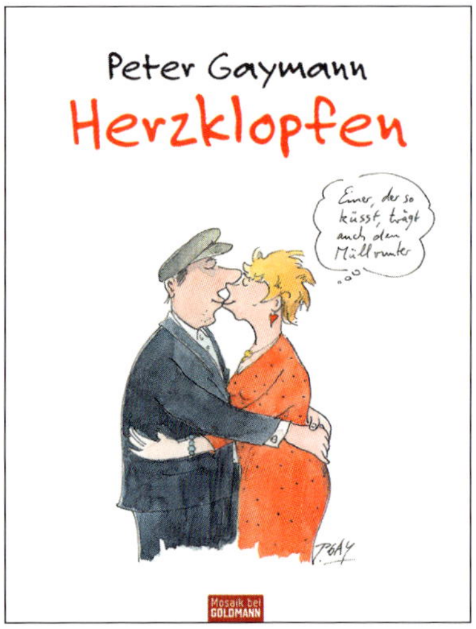

Peter Gaymann
Herzklopfen
ISBN 978-3-442-39166-0

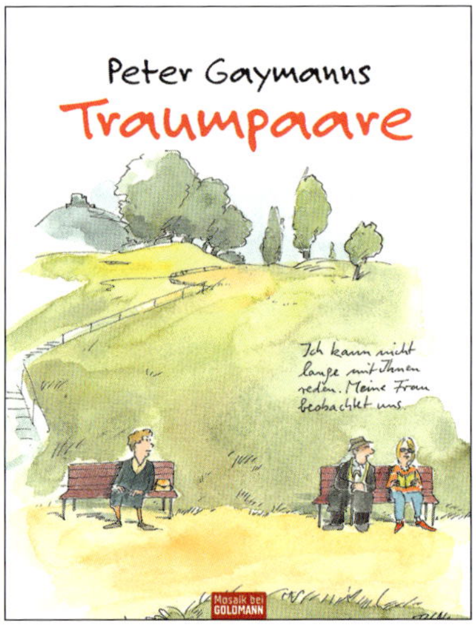

Peter Gaymanns
Traumpaare
ISBN 978-3-442-39133-2

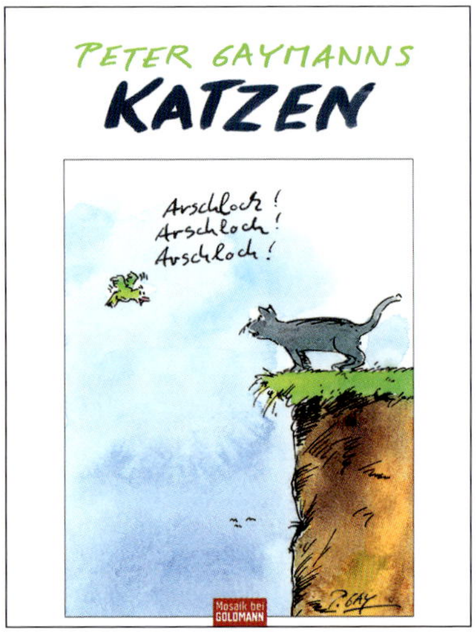

Peter Gaymanns
Katzen
ISBN 978-3-442-39098-4

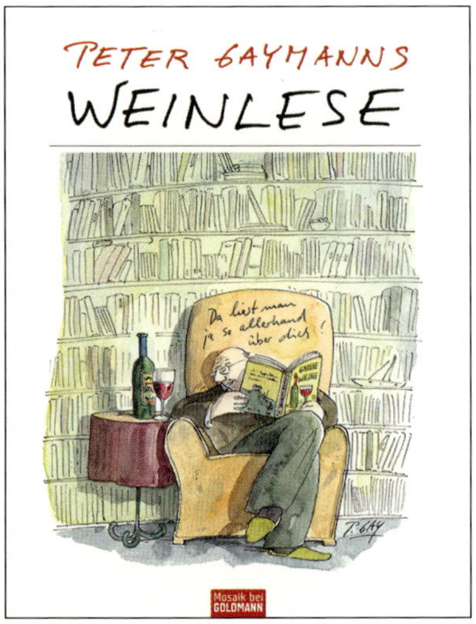

Peter Gaymanns
Weinlese
ISBN 978-3-442-39086-1

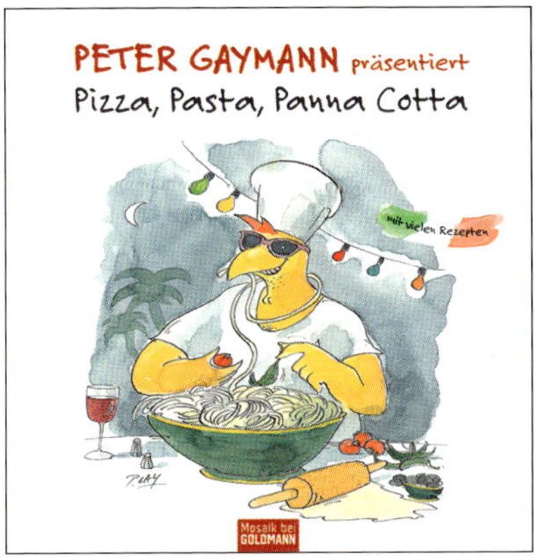

Peter Gaymann präsentiert
Pizza, Pasta, Panna Cotta
ISBN 978-3-442-39178-3

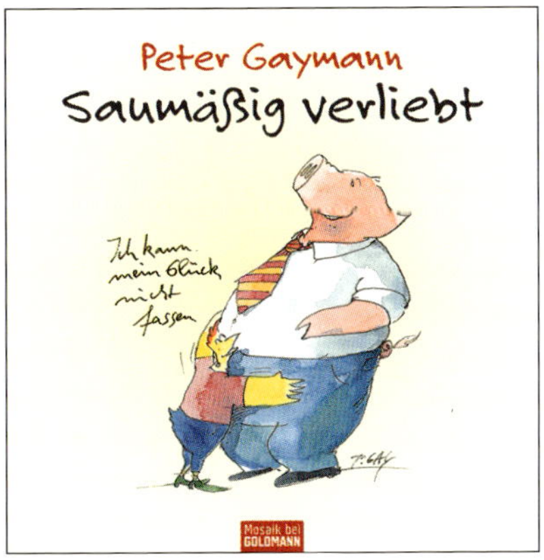

Peter Gaymann
Saumäßig verliebt
ISBN 978-3-442-39123-3

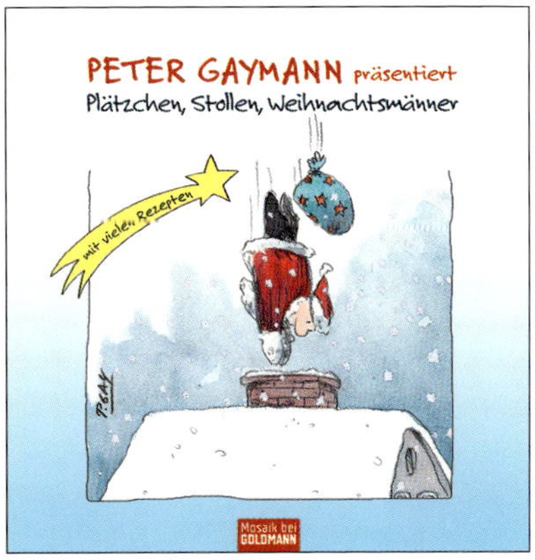

Peter Gaymann präsentiert
Plätzchen, Stollen, Weihnachtsmänner
ISBN 978-3-442-39154-7

Poster von Peter Gaymann:

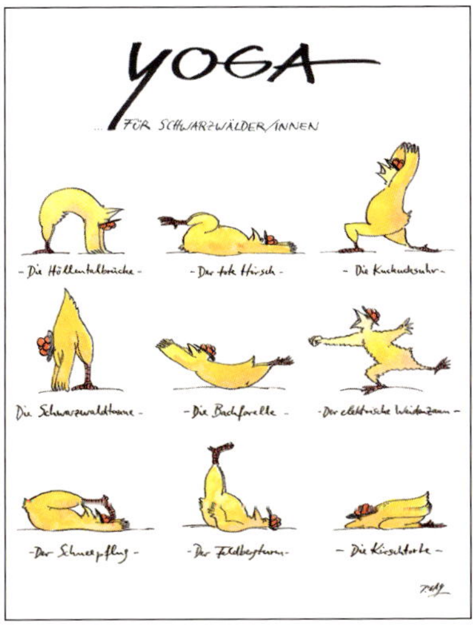

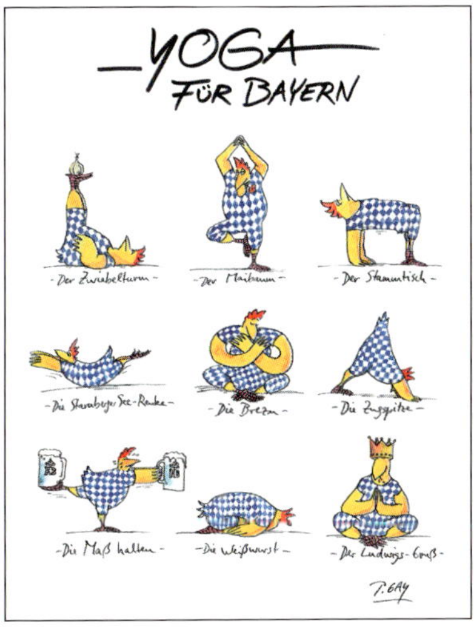

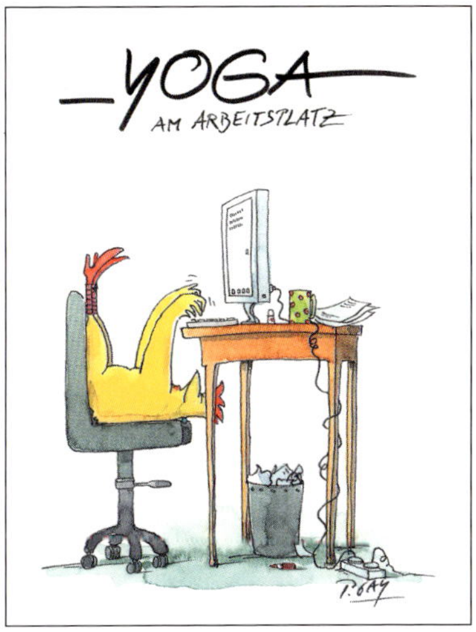

Poster zum Thema YOGA bei www.gaymann-poster.de

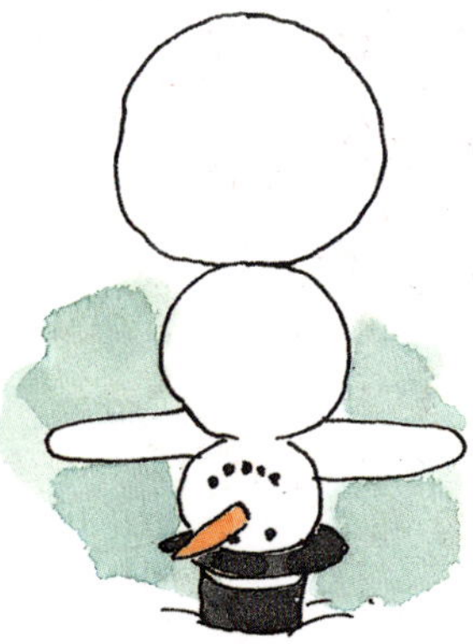

Der Eisheilige

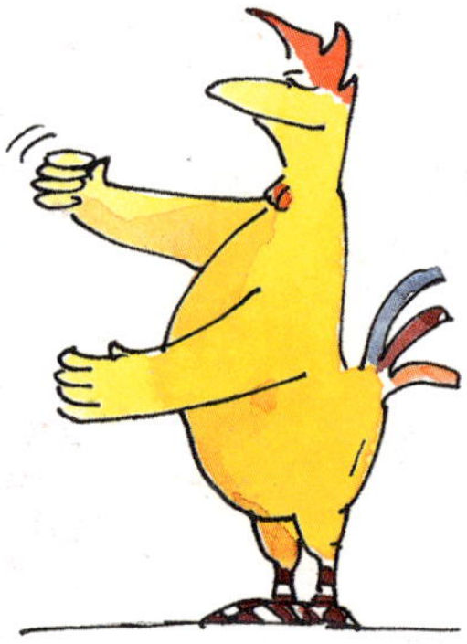

Der Zapfhahn

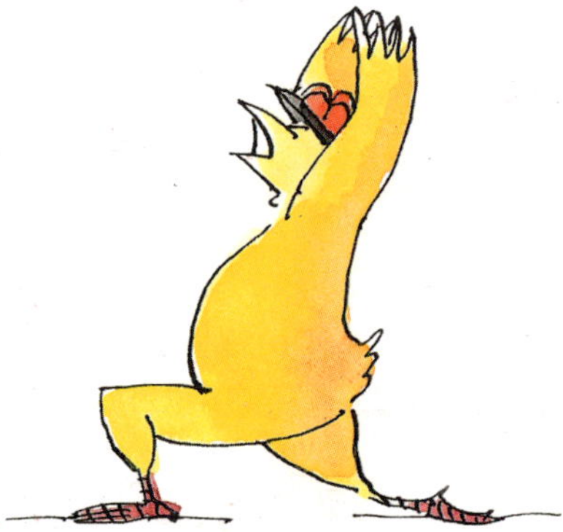

Die Kuckucksuhr